Syphilis oder Morbus Gallicus?

Eine etymologische Betrachtung

von

Dr. jur. Walther Pflug
Kaiserl. Regierungsrat.

Straßburg.
Verlag von Karl J. Trübner.
1907.

Druck von Bernhard Paul, SW 48, Wilhelmstraße 22a.

Habent sua fata
termini technici.

Als im Jahre 1495 während des neapolitanischen Feldzuges Karls VIII. von Frankreich die Syphilis mit pestähnlicher Bösartigkeit ausbrach und sich innerhalb weniger Monate über Italien und die sämtlichen Länder der damaligen zivilisierten Welt ausbreitete, war man zunächst in Verlegenheit, mit welchem Namen man die bis dahin völlig unbekannte Krankheit bezeichnen sollte. Es ist deshalb nicht zu verwundern, daß innerhalb weniger Jahre in den von der Seuche betroffenen Ländern die verschiedenartigsten, vielfach recht nichtssagenden Benennungen aufkamen, mochte man nun die Krankheit nach ihrer vermeintlichen Herkunft, nach ihren Ursachen und Erscheinungen oder nach den Heiligen bezeichnen, von deren Anrufung man Heilung erhoffte. Von allen diesen Namen — J. Bloch (Der Ursprung der Syphilis, Jena 1901, S. 269ff.) hat sich die Mühe genommen, über 400 Syphilisbenennungen nach verschiedenen Gesichtspunkten zusammenzustellen — war am meisten verbreitet, wenn auch darum nicht weniger unzutreffend, der Name Morbus Gallicus, der in dieser ursprünglichen Form unter den Gelehrten üblich war, sich aber auch übersetzt in fast jeder der europäischen Kultursprachen wiederfindet. Er war ein willkommener Ausdruck des Hasses, den in erster Linie das von dem Söldnerheere Karls VIII. gebrandschatzte Italien, sodann auch die übrigen Frankreich benachbarten Nationen gegen dieses Land hegten, und dehnte sich darauf gleichsam epidemisch auch auf die entfernteren Länder aus, die das politische Übergewicht Frankreichs mit weniger neidischen Gefühlen ertrugen. Der bekannte Geschichtsschreiber Paulus Jovius sagt in seiner Historia sui Temporis. Lutetiae 1558, T. I S. 79: „Sed ubi et quando erupit, diligentiores vestigabunt, et verius nomen imponent. Consensu certe multarum gentium gallici cognomen tulit, ita, ut ea natio inquieta et vehemens, quae infestis armis felicitati Italiae saepius invidit, et hoc quoque pestilenti vulnere inflicto sempiternam nobis odii sui memoriam reliquisse videatur". Er weist also lediglich auf die Tatsache hin, daß die Seuche durch das französische Heer in Italien verbreitet worden sei, und läßt die Frage über den Ort und die Zeit ihrer Entstehung ausdrücklich offen, eine Frage, die bekanntlich auch heute noch ihrer endgültigen Lösung harrt. Die Benennung Morbus Gallicus ist deshalb in wissenschaftlicher Hinsicht genau so gering zu bewerten wie die zahlreichen anderen auf die Einschleppung durch ein Nachbarvolk hinweisenden Ausdrücke, z. B. italienische oder neapolitanische Krankheit bei den Franzosen, spanische Krankheit bei den Engländern, Franzosenkrankheit bei den Deutschen, deutsche Krankheit bei den Polen, polnische Krankheit bei den Russen.

Demnach vollführte der als Arzt, Astronom und Dichter gleich berühmte Veroneser Girolamo Fracastoro (1478—1553)[1]) eine wahrhaft versöhnende Tat, indem er den geschmacklosen Morbus Gallicus durch den poetischen Ausdruck Syphilis ersetzte, der sich zuerst in seinem bekannten Lehrgedicht „De Syphilide, sive Morbo Gallico" (Verona 1530) findet und nach und nach die internationale Bezeichnung für die Krankheit geworden ist. Daß die Bezeichnung Morbus Gallicus ungerechtfertigt und gehässig war, hat Fracastoro im 11. Kapitel des 2. Buches seiner Schrift über die ansteckenden Krankheiten (De contagionibus et contagiosis morbis, et eorum curatione, Venet. 1546) ausgesprochen: „In Italiam vero fere iis temporibus erupit, quibus Galli sub rege Carolo regnum

[1]) Gewöhnlich wird 1483 als Geburtsjahr angegeben; vergl. dazu S. 19.

Neapolitanum occupavere, annos circiter decem ante 1500, a quibus nomen morbo inditum fuit, Gallicus appellatus: Galli vero **nominis iniuriam** in nos retorquentes Italum vocant". Nach Fracastoros Auffassung bestand also zwischen dem Feldzuge der Franzosen und dem Ausbruch der Seuche keinerlei Zusammenhang; das zeitliche Zusammentreffen beider war etwas rein zufälliges, eine Ansicht, die mit der Schilderung von der Entstehung der Krankheit, auf die wir später zurückkommen, im vollsten Einklang steht. Kein Wunder also, daß es der einsichtsvolle Veroneser sich zur Aufgabe machte, mit dem unsinnigen Wirrwarr aufzuräumen und für die zahlreichen sich an den Namen eines bestimmten Volkes knüpfenden Bezeichnungen der Seuche, insbesondere aber für den ebenso unzutreffenden wie gehässigen Morbus Gallicus einen neutralen Ausdruck einzuführen. In der richtigen Erkenntnis dessen hat J. K. Proksch die wahre Bedeutung des Wortes Syphilis herausgefühlt und in seiner „Geschichte der venerischen Krankheiten" (Bonn 1895, Bd. II S. 53), mit folgenden Worten darauf hingewiesen: „Für die Geschichte der venerischen Krankheiten ist dieses Gedicht eine höchst erfreuliche Tat, über welche der Beschreiber nicht hinausgehen kann, und bei welcher er gerne verweilt, weil sie, wie bereits Hensler sagt, „eine wahre Erholung, recht eigentliche Labung dem Müden" ist, welcher sich durch die barbarischen Wüsten der Vorfahren Fracastoros durchgearbeitet hat. Schon der Titel des Gedichts verkündet Geist, Liebe und Friede: „Syphilis, sive Morbus Gallicus". Soll dieses nicht heißen: Wir kennen den Ursprung der Krankheit nicht, wissen nicht, bei welchem Volke sie zuerst zum Ausbruch kam: warum wollt Ihr Völker Euch also gegenseitig schänden und der ekeln Seuche den Namen eines verhaßten Nachbarn beilegen? Gebt ihr einen Namen, der Niemand kränkt oder Unrecht zufügt! Und Fracastoro siegte, zwar langsam, aber auf allen Linien. Heute benennt kein Kulturvolk mehr die Krankheit mit dem Namen eines anderen; Syphilis heißt sie in der ganzen Welt."

Die Zeit der Entstehung des dem späteren Kardinal Bembo gewidmeten Gedichts steht nicht genau fest. Es läßt sich aber annehmen, daß es im Jahre 1521 im Rohbau bereits fertig war, sonst würde Bembo darin nicht mehr als Geheimsekretär des am 2. Dezember 1521 gestorbenen Papstes Leo X. auftreten[1]. Auch eine Stelle des 2. Gesanges, wo der Dichter die ruhmreiche Herrschaft dieses Medizäers verherrlicht, spricht für diese Annahme[2]. Wenn trotzdem bis zur Veröffentlichung des Werkes noch neun Jahre vergingen, so erklärt sich diese Verzögerung nach E. Barbarani (Girolamo Fragastoro e le sue opere, Verona 1897, S. 154 ff.) dadurch, daß das bereits vollendete Werk dem Kardinal Bembo im Jahre 1525 vorgelegt wurde, auf dessen Anraten jedoch der Dichter eine teilweise Umarbeitung und Neuanordnung vornahm. Jedenfalls datiert die Originalausgabe erst von 1530, das Dankschreiben Bembos vom 8. Oktober desselben Jahres[3].

In größtenteils formvollendeten, den klassischen Vorbildern nur wenig nachstehenden, im sprachlichen Ausdruck besonders an die Vergil'schen Dichtungen erinnernden Hexametern beschreibt der Dichter in drei Gesängen Ursprung, Wesen und Heilung der Krankheit. Mit staunenerregender Leichtigkeit und Zartheit überwindet er die zahllosen Schwierigkeiten, die die dichterische Behandlung

---

[1]) Vergl. V. 15—17 des 1. Gesanges:

Bembe decus clarum Ausoniae, si forte vacare
Consultis Leo te a magnis paulisper, et alta
Rerum mole sinit, totum qua sustinet orbem.

[2]) V. 45—49 des 2. Gesanges:

. . . . . . ut Bembe tacendus
Inter dona Deûm nobis data non erit unquam
Magnanimus Leo, quo Latium, quo maxima Roma
Attollit caput alta, paterque ex aggere Tibris
Assurgit Romaeque frequens gratatur ovanti.

[3]) Vergl. Delle Lettere di M. Pietro Bembo, a Prencipi, Signori e suoi Famigliari amici scritte, Venet. 1564, Bd. 3 S. 67/68: „Ho ricevuto il bello e grande e singolar dono del nostro poema heroico del Mal Francese, Honorato Messer Girolamo mio &c. &c. A gli otto d'ottobre 1530 di Padua."

dieses unendlich spröden Materials mit sich bringen mußte. Von geradezu vollendeter Schönheit sind seine Schilderungen der Natur und des Landlebens, in denen uns auf Schritt und Tritt der Geist des Dichters der Georgica begegnet (vergl. hierzu die treffliche Analyse des Gedichts bei Barbarani S. 171 ff.) Nicht mit Unrecht pflegten deshalb seine Zeitgenossen Fracastoro den Maro Italiens zu nennen und ihn als größten Dichter seit dem Zeitalter des Augustus zu preisen[1]). Seinem Dichterruhm hat er es auch in erster Linie zu danken, daß ihm seine Vaterstadt eine Marmorstatue errichten ließ, eine Ehrung, die bis dahin nur seinen Landsleuten Catull und Plinius widerfahren war.

Zahlreiche Übersetzungen sprechen für die Bedeutung des Gedichts. Barbarani bringt am Ende seines Buches eine Zusammenstellung, die allein 14 italienische Übersetzungen, dagegen nur eine französische von Phil. Macquer, Paris 1796[2]), und eine deutsche von Th. Lenz, Leipzig 1881, aufweist. Diese Liste bedarf der Vervollständigung. Schon bei Teissier a. a. O. findet sich die Bemerkung „ce poème a été traduit en Français par Pierre Joyeuse“ ohne nähere Angabe. Bekannter sind die französischen Übersetzungen von Prosper Ivaren, Paris 1847, und von A. Fournier, Traduction et commentaires, Paris 1869. Im Index catalogue of the library of the surgeon-general's

---

[1]) Vergl.:

Ant. Teissier, Les Eloges des hommes savants, tirés de l'histoire de M. de Thou, Leyde 1715, T. I S. 176: „la „Syphilis“ est un chef d'œuvre de la poésie . . . . . enfin le tour de la poésie si beau et si heureux qu'on en a toujours comparé l'auteur à Virgile, dont on lui a souvent donné le nom, l'appelait le Maron de l'Italie;

Onuphrius Panvinius, De Urbis Veronae viris doctrina et bellica virtute illustribus, Verona 1621, S. 29: „Bonarum artium et omnis doctrinae, urbisque nostrae splendidissimum lumen, nostro saeculo fuit Hieronymus Fracastorius, nobilissimus civis, Philosophus, Medicus, et Poeta omnium qui post Caesaris Augusti tempora unquam toto terrarum orbe omnium consensu fuerit, procul dubio maximus.“

[2]) Gemeint ist wohl die Übersetzung von Philippe Macquer und Jacques Lacombe, Paris 1753.

office U. S. Army (Washington 1893), vol. XIV S. 101, wird auch eine englische Übersetzung von Tate ohne Orts- und Jahresangabe erwähnt, ferner eine portugiesische, die in der Zeitschrift „A Medicina contemporanea“ (Lisboa 1883—6) veröffentlicht ist. Ins Deutsche ist das Werk außer von Lenz übersetzt von Christern in „G. Fracastoros sämtliche poetische Werke von A. Chenneville und Anderen“, Hamburg 1858, und zuletzt von Dr. Heinrich Oppenheimer, Berlin 1902. (Ein Teil der letzteren Übersetzung ist mit Genehmigung des Verfassers im Anhange abgedruckt.)

Das Wort Syphilis findet sich zuerst im 3 Gesange. Der Dichter läßt hier (Vers 288 ff.) einen Hirten namens Syphilus auftreten, der zur Strafe für die Mißachtung des Sonnengottes zuerst mit der neuen Seuche behaftet erscheint, die nach ihm den Namen Syphilis erhält. Die fraglichen Verse, auf die unten noch des Näheren eingegangen werden wird, lauten[1]):

„Syphilus (ut fama est) ipsa haec ad flumina pastor
Mille boves, niveas mille haec per pabula regi
Alcithoo pascebat oves: et forte sub ipsum
Solstitium urebat sitientes Sirius agros:
Urebat nemora: et nullis pastoribus umbras
Praebebant silvae: nullum dabat aura levamen.
Ille gregem miseratus, et acri concitus aestu
Sublimem in Solem vultus et lumina tollens:
Nam quid, Sol, te, inquit, rerum patremque Deumque
Dicimus, et sacras vulgus rude ponimus aras,
Mactatoque bove et pingui veneramur acerra,
Si nostri nec cura tibi est, nec regia tangunt
Armenta! An potius superos vos arbitrer uri
Invidia? Mihi mille nivis candore juvencae,
Mille mihi pascuntur oves: vix est tibi Taurus
Unus, vix Aries coelo (si vera feruntur)
Unus, et armenti custos Canis arida tanti.
Demens quin potius Regi divina facesso,
Cui tot agri, tot sunt populi, cui lata ministrant
Aequora, et est Superis, ac Sole potentia major!

[1]) Vergl. hierzu die im Anhange S. 53 ff. beigefügte Oppenheimersche Übersetzung.

Ille dabit facilesque auras, frigusque virentum
Dulce feret nemorum armentis, aestumque levabit.
Sic fatus, mora nulla, sacras in montibus aras
Instituit regi Alcithoo, et divina facessit.
Hoc manus agrestum, hoc pastorum caetera turba
Exequitur: dant thura focis incensa, litantque
Sanguine taurorum, et fumantia viscera torrent.
Quae postquam rex, in solio dum forte sederet
Subjectos inter populos, turbamque frequentem,
Agnovit, Divum exhibito gavisus honore
Non ullum tellure coli, se vindice, numen
Imperat, esse nihil terra se maius in ipsa:
Coelo habitare Deos, nec eorum hoc esse, quod infra est.
Viderat haec, qui cuncta videt, qui singula lustrat,
Sol pater, atque animo secum indignatus, iniquos
Intorsit radios, et lumine fulsit acerbo.
Aspectu quo Terra parens, correptaque ponti
Aequora, quo tactus viro subcanduit aër.
Protinus illuvies terris ignota profanis
Exoritur. Primus, regi qui sanguine fuso
Instituit divina, sacrasque in montibus aras,
Syphilus, ostendit turpes per corpus achores.
Insomnes primus noctes, convulsaque membra
Sensit, et a primo traxit cognomina morbus,
Syphilidemque ab eo labem dixere coloni.
Et mala iam vulgo cunctas diffusa per urbes
Pestis erat, regi nec saeva pepercerat ipsi."

Damit war also der rätselhafte Ausdruck zur Welt gekommen, der einst universale Bedeutung erlangen sollte und seine allgemeine Aufnahme wohl nicht zum wenigsten dem geheimnisvollen Schleier verdankt, der ihn bisher bedeckte. Gar viele haben versucht, diesen Schleier zu lüften und die Bedeutung des Wortes Syphilis klar zu stellen. Sie sind aber sämtlich zu kläglichen Ergebnissen gelangt, da sie verabsäumten, dem Gedankengange des Dichter-Arztes zu folgen, und ihrer Beurteilung meistens nur ihre eigene Auffassung über die Entstehung der Krankheit zu Grunde legten. Nur so ist es zu erklären, daß fast sämtliche bisherigen Deutungen darauf hinauslaufen, das Wort Syphilis solle eine Anspielung auf den Geschlechtsverkehr als die Entstehungsursache der

Krankheit enthalten, während sich in Fracastoros Gedicht nirgends ein Anhalt für diese Annahme findet. Die einzige Stelle, wo überhaupt von geschlechtlichem Verkehr die Rede ist, betrifft die Verhaltungsmaßregeln für die Kranken, denen der Dichter in diesem Punkte die strengste Enthaltsamkeit vorschreibt (3. Gesang, Vers 113: „Parce tamen Veneri mollesque ante omnia vita Concubitus"); sie hat also zur Entstehungsursache keinerlei Beziehung[1]).

Allerdings steht den Schriftstellern, die sich mit der viel umstrittenen Etymologie des Wortes Syphilis beschäftigt haben, ein Milderungsgrund zur Seite. Da nämlich der Dichter, um die Entstehung der Seuche im fernen Westen zu schildern, dem Zuge der Renaissancezeit folgend, in das Gebiet der altgriechischen Sage hinübergriff und infolgedessen den in der obigen Erzählung auftretenden Personen sowie dem Orte der Handlung griechisch klingende Namen („Alcithous", „Syphilus" und „Atlantis") beilegen mußte, so erschien es naheliegend, auch das Wort Syphilis aus dem Griechischen abzuleiten, und es entstanden die folgenden Deutungen des Wortes, über die hier der Vollständigkeit halber kurz berichtet werden soll.

Die älteste, von zahlreichen Fachschriftstellern wiederholte Erklärung rührt wohl von Fracastoros bekanntem Landsmann und Berufsgenossen Gabrielle Falloppio her. Sie besagt, das Wort Syphilis sei aus σύν und φιλέω entstanden und weise demnach auf die Liebe und geschlechtliche Verbindung von Mann und Frau hin, woraus die Krankheit meistens entstehe[2]). In ähnlicher Weise wird

---

[1]) Vergl. auch Späth, „Einige Worte über die Etymologie des Wortes Syphilis", im Medizinischen Korrespondenzblatt des Württembergischen Ärztlichen Vereins, Jahrgang 1841, S. 49 ff.

[2]) Vergl. Gabrielis Fallopii Mutinensis, De morbo Gallico, Patavii 1564, S. 3: „Hieronymus Fracastorius Philosophus, Medicus, Mathematicus et Poeta excellentissimus (quae species laudis non ita multis conveniunt) dum iuniori esset in aetate scripsit Poema de Morbo Gallico ita jucundum, ita venustum, ut plurimi cum antiquis conferant Hic vocavit siphilida morbum istum, quia ex amore et conjunctione veneris inter hominem et foeminam ut plurimum suboritur.

das Wort von anderen, z. B. von Prosper Ivaren als „Begleiterin der Liebe“ übersetzt[1]). Abgesehen davon, daß diese Erklärungen der Auffassung des Dichters von der Entstehung der Krankheit zuwiderlaufen, sind sie auch in sprachlicher Hinsicht unhaltbar, was Späth in dem oben angeführten Aufsatze im einzelnen dargetan hat. Zum mindesten hätte danach das neue Wort „Symphilis“ heißen müssen; das m durfte auf keinen Fall verschwinden. So hat denn auch bereits Mencken, der Biograph Fracastoros, diese Erklärung verworfen, indem er darauf hinweist, daß das Wort lediglich von dem dichterischen Namen „Syphilus“ abzuleiten sei[2]). Zu letzterem Ergebnis gelangt auch Späth[3]). Nur besteht zwischen beiden Ansichten der wesentliche Unterschied, daß nach Mencken der Dichter den Namen Syphilus aus dem bereits bekannten ärztlichen Fachausdruck Syphilis gebildet, nach Späth dagegen ersteren frei erfunden und danach das Wort Syphilis geschaffen hat. Was aber den Dichter bewogen haben mag,

---

Et ita siphilis quasi concordiae et amicitiae Venereae partus appellatur. Sed quidquid sit, non refert, dummodo sciamus his nominibus talem speciem morbi significari.“

[1]) Vergl. Turner, L'Etymologie du mot Syphilis, in den Annales de dermatologie et de syphiligraphie, Tome III, Paris 1882, S. 426: „συν-φιλια, c'est-à-dire compagnon de l'amour. A chaque pas, dans son poème, Fracastor parle de la contagion inhérente à cette maladie; mais dans aucun passage il ne dit comment elle s'opère. N'est-il pas vraisemblable qu'il aura voulu le rappeler, au moins par le nouveau nom qu'il créait pour la maladie elle-même?“

[2]) Vergl. M. Frid. Ottonis Menckenii, De vita, moribus, scriptis, meritisque Hieronymi Fracastorii commentatio, Lipsiae 1731, S. 217: „Nomen carmini haud peregre accitum, quippe notissimum in medicorum officinis, et morbo Gallico plane proprium. Sunt, qui tractam Syphilidi appellationem velut ex Graecorum *συμφιλία* putent, quam amoris conjunctionem interpretari, morbi fontem, possis. Alienus longe ab illorum opinione, poeticam poeta noster voci originem tribuit, Syphilum, pastorem quendam, Syphilidis, infaustae prolis quasi parentem perhibens.“

[3]) Die Behauptung Blochs (a. a. O., S. 299, Anm. 2), Späth leite das Wort von *σίνειν* (= beschädigen) und *φῦλον* (= Geschlecht) ab, ist unzutreffend.

den ersten Träger der Krankheit gerade Syphilus zu benennen, dafür bleibt uns Späth die Antwort schuldig.

Sehr beliebt, aber darum nicht weniger bedenklich ist die Ableitung von σῦς (= Schwein, Sau, sowohl im natürlichen als auch im übertragenen Sinne) und φιλεῖν (= lieben), um, wie Späth sich ausdrückt, „dadurch das Unästhetische der aus exzessiver Befriedigung der Geschlechtslust hervorgegangenen Krankheit recht derb zu bezeichnen — mit einem Wort, um Etwas Saumäßiges in den Begriff hineinzulegen“[1]). Noch weiter geht Ricord (Neueste Vorlesungen über die Syphilis, deutsch von Gerhard, Berlin 1848, S. 173), der es nicht für ausgeschlossen hält, daß der Keim der Krankheit tierischer Natur ist, und insofern zu der von Hufeland ausgesprochenen Vermutung neigt, der Ursprung der Krankheit sei wahrscheinlich in sodomitischem Mißbrauch des Geschlechtssystems zu suchen[2]).

Eine Anspielung hierauf ist nach Adrien Timmermans (De l'Etymologie du mot Syphilis, im Journal des Maladies cutanées et syphilitiques, Paris 1898, Tome X, S. 410—420) nur in dem Namen des ersten Trägers der Krankheit, Syphilus, nicht aber in der Bezeichnung für die Seuche selbst zu erblicken. Beide Wörter seien in etymologischer Hinsicht von einander unabhängig zu beurteilen. Das Wort Syphilus sei aus σῦς und φίλος entstanden; Syphilis dagegen bedeute soviel wie skrofulöses Geschwür, fistulae scrofae. Dies erkläre sich folgendermaßen: Um die neue Krankheit von den bereits bekannten Skrofeln zu unterscheiden, habe der Dichter statt des Wortes scrofa das griechische σῦς gewählt, während der Zusatz -philis ledig-

[1]) Vergl. hierzu auch:

Hergt, Geschichte, Erkenntnis und Heilung der Lustseuche, Hadamar 1826, S. 3;

Desruelles in F. J. Behrends Syphilidologie, Leipzig 1840, Bd. III, S. 149;

Haase, Chronische Krankheiten, Leipzig 1820, § 746;

Zeißl, Lehrbuch der Syphilis, Stuttgart 1882, S. 4.

[2]) Vergl. Bloch a. a. O. S. 32.

lich auf die Tiefe der Ansteckung und ihre unbestimmbare Dauer hinweisen solle. Denn philis sei dem Klange und Sinne nach = flare (blasen) und sibilare (pfeifen), also auch = Rohr, und könne demnach auch soviel wie fistula in übertragenem Sinne bedeuten. — Mit derartigen Phantasiesprüngen läßt sich schließlich jede Etymologie beweisen. Sie erscheinen aber doppelt unverständlich, wenn man erwägt, daß der Verfasser an einer anderen Stelle (S. 419) ausdrücklich erklärt, nach Fracastoros Gedicht sei die Entstehung der Seuche in der Einwirkung der durch die Sonne hervorgerufenen Miasmen zu suchen.

Nach Turner verdanken wir die σῦς-Etymologie André de Laurens, der 1578 und 88 auf der Universität Montpellier Vorlesungen über Syphilis hielt und in dem soviel mißhandelten Wort eine Anspielung auf die Ansteckung durch öffentliche Frauenzimmer erblicken wollte, die man im Volksmunde als „Säue" bezeichne[1]). Turner selbst hält aber die Laurenssche Erklärung nicht für ausreichend und geht noch weiter, indem er σῦς mit χοῖρος (= χοιρίδιον, Ferkel) gleichstellt, das nach einer Stelle aus Aristoteles auch als Bezeichnung für die weiblichen Genitalien gebraucht werde, eine Bedeutung, die Fracastoro ebenfalls gekannt habe. Er bezieht sich auf eine Stelle aus Régnier de Graaf (De mulierum organis generationi inservientibus &c., Leyden 1672, c. II de pudendo muliebri S. 8): „Romani etiam partem illam porcum appellarunt, quod aliqui factum judicant, cum in festo nuptiali porcum immolare solerent, aut quia illo vocabulo significare vellent, quod foemina instar scrofae foecunda esse deberet: Eodem porco nomine Aristoteles Naturam muliebrem χοῖρον porcum

---

[1]) Turner a. a. O. S. 427 führt aus der Géléeschen Übersetzung des Traité de la vérole von André du Laurens an: „Fracastor lui a inventé un nom fort plaisant, qui est un nom grec composé de „sus" qui signific „truie" et de „philis" qui signifie „amour", comme s'il voulait dire amour de truie, parceque cette maladie se prend pour avoir couché et hanté avec des femmes mal nettes et publiques, que le vulgaire appelle truies".

vocat, unde verbum χοιροπωλεῖν, quod est porcum vendere sive quaestum corpore facere". Es mag getrost zugegeben werden, daß der in der griechischen Literatur genau bewanderte Fracastoro auch diese Bedeutung von χοῖρος gekannt hat. Vermutlich würde er sich aber im Grabe herumdrehen, wenn er erführe, in welcher unverantwortlichen Weise sie zur Erklärung seines Wortes Syphilis verwendet werden sollte!

Das war also der Seuche erhabener Ursprung, die maior oder grandis origo, von der er in seinem Gedicht so ausführlich gehandelt hat! Das der Sinn des Wortes, mit dem er sein einem hochgestellten Geistlichen gewidmetes Gedicht betitelt![1]) Über die sprachlichen Bedenken dieser Etymologie hat sich wiederum Späth a. a. O. ausführlich geäußert; er fügt treffend hinzu, sie sei auch deshalb unannehmbar, weil schon die Entstehung der Seuche dagegen spreche, die sich bei ihrem ersten Auftreten wahrhaft epidemisch verbreitete, und deren materielles Substrat, das eigentliche contagiöse virus syphiliticum, erst später die jetzige fixe Beschaffenheit angenommen zu haben scheine.

Weniger bekannt sind die Erklärungen der sogenannten i-Gruppe, d. h. der Gelehrten, die das Ypsilon des Wortes Syphilis verwerfen und durch i ersetzen wollen. Sie stellen die Schreibweise „Siphilis" augenscheinlich nur zu dem Zwecke als die allein richtige hin, um die von ihnen beliebte Ableitung begründet erscheinen zu lassen, und unbekümmert darum, daß sie im Widerspruch steht

[1]) Im übrigen bietet die Widmung eines auf die Syphilis bezüglichen Werkes an hochstehende Personen in jenem Zeitalter nichts auffälliges, weil man die Krankheit vielfach als ein Unglück oder göttliches Strafgericht ansah. So widmete Joseph Grunpeck (1496) seinen bekannten Tractatus de pestilentiali Scorra, sive Mala de Franzos, dem Augsburger Kanonikus Bernhard von Waldkirch; Sebastian Brant sein Gedicht De pestilentiali Scorra dem Johann Reuchlin; Ulrich von Hutten seine Schrift über den Morbus Gallicus dem Kardinal Albertus, Alexander Seitz seine Abhandlung über die Lustseuche der Äbtissin des Klosters Lichtenstern, Elisabeth Schöttin, u. a. m.

zu dem Texte des Gedichts, das durchgehends nur das Wort „Syphilis" aufweist. Hierhin gehört vor allem die Ableitung von dem aus σιπαλός zusammengezogenen σιφλός (= häßlich, schändlich), bei der man annahm, der Dichter habe auf das abstoßende Äußere der Kranken hinweisen wollen. In der Tat riefen diese in der ersten Zeit der Epidemie einen abschreckenden Eindruck hervor. Man lese nur die Schilderung unseres Landsmannes Josef Grunpeck von Burckhausen, der die Krankheit in Italien beobachtete und von den Soldaten des französischen Söldnerheeres erzählt[1]): „O quid unquam terribilius et abominabilius humanis sensibus occurrit? Difficile est dictu, creditu fere impossibile, quanta foeditatis, putredinis et sordium colluvione quantisque dolorum anxietatibus nonullorum militum corpora involverit! Aliqui etenim a vertice usque ad genua quodam horrido, squalido, continuo, foedo et nigro scabiei genere, nulla parte faciei (solis oculis exemptis), nec colli, cervicis, pectoris vel pubis immuni relicta, perculsi ita sordidi abominabilesque effecti sunt, quod ab omnibus commilitonibus derelicti, ac etiam in plano et nudo campo subdio emarcescentes, nihil magis quam mortem expetiverunt. Alii hanc scabiem per intervalla, sed multo duriorem arborum cortice, vel sincipitio, fronti, collo, pectori, vel

[1]) In C. H. Fuchs, Die ältesten Schriftsteller über die Lustseuche in Deutschland, Göttingen 1843, Libellus Josephi Grunbeckii, De mentulagra alias morbo Gallico, S. 56 ff. Die dortige Übersetzung lautet: Von den kranken Soldaten . . . waren die einen vom Scheitel bis zu den Knieen mit einer zusammenhängenden, fürchterlichen, schwarzen Art von Krätze überzogen und dadurch so abschreckend, daß sie, von allen Kameraden verlassen, sich in der Einsamkeit den Tod wünschten; die anderen hatten diese Krätze an einzelnen Stellen, aber härter als Baumrinde, am Vorder- und Hinterkopfe, an der Stirn, dem Halse, der Brust, dem Gesäß usw. und zerrissen sich dieselbe vor heftigem Schmerze mit den Nägeln. Die übrigen starrten an allen Körperteilen von einer solchen Menge von Warzen und Pusteln, daß ihre Zahl nicht zu bestimmen war; sehr vielen aber wuchsen im Gesichte, an den Ohren und der Nase dicke und rauhe Pusteln, wie Zapfen oder kleine Hörner in die Höhe, die mit pestilentialischem Gestank aufbrachen und hervorstehenden Hauern glichen.

occipitio, natibus et aliis corporis partibus ingestam unguibus prae nimio dolore evellere moliti sunt. Ceteri tanta verrucarum et pustularum frequentia in omnibus corporum membris descatuerunt, quod earum numerus nulla certitudine complecti potuit. Ex plurimorum tamen faciebus, auribus et naribus quaedam crassae et scabrae pustulae in longum instar ducillorum vel potius corniculorum porrectae pestiferoque putore fluidae erumpentes exsertorum dentium similitudinem exhibuerunt".

Hiernach kann man sich einen Begriff davon machen, einen wie scheußlichen Anblick die von der Seuche Befallenen darboten, deren sich nicht einmal die Ärzte annehmen durften, und die sogar von den Aussätzigen ängstlich gemieden wurden. An sich hätte also eine Benennung der Krankheit nach ihren häßlichen äußeren Erscheinungen nicht gerade fern gelegen [1]). Es bedarf aber keiner besonderen Ausführung, daß die Ableitung des Substantivs *σίφιλις* von *σιφλός* in sprachlicher Hinsicht sehr bedenklich ist; abgesehen davon hat Fracastoro diese äußere Seite der Krankheit in seinem Gedichte nirgends als für die Benennung ausschlaggebend hingestellt. In ähnlicher Weise hätte man übrigens das Wort auch von dem zu *σιφλός* gehörigen Verbum *σιφλόω* (= verstümmeln) ableiten können, um damit eine häufige Begleiterscheinung der bei ihrem ersten Auftreten besonders grauenvollen Seuche zu kennzeichnen. Fracastoro selbst berichtet darüber in seiner Schrift über die ansteckenden Krankheiten: „Ergriff die Krankheit den Kopf, so zerfraßen die bösartigen Geschwüre bald den Gaumen, bald das Zäpfchen, bald die Mandeln oder den Kehlkopf. Einzelne Kranke büßten dadurch die Lippen,

---

[1]) Vergl. auch Turner a. a. O.; ferner Justus Radius, Commentatiuncula de Victu Syphiliticorum, Leipzig 1845, S. 3: „Cum iis facio qui a graeco verbo *σιφλός*, turpis, deformis, derivant, cum reliqui nihil adferant, quod aliquam speciem mihi quidem habere videatur, siphilitici vero saepissime turpitudine et foeditate sua offendant, quod haud dubie pristinis temporibus frequentius quam nunc occurrit, uti ex scriptoribus de lue venerea veteribus facillime cognosci potest".

die Nase oder die Augen ein. Bei anderen wurden die Geschlechtsteile vollständig weggefressen". — Aber ebensowenig wie aus σιφλός durfte der Dichter aus σιφλόω das Wort „Siphilis", geschweige denn „Syphilis" bilden. Die gegebene Bezeichnung wäre dann etwa „Siphlitis" bezw. „Siphlosis" gewesen.

Noch phantastischer ist die bereits oben erwähnte Ableitung von σίνειν und φῦλον, die hier nur der Vollständigkeit wegen angeführt werden soll und ebenso unhaltbar ist wie die Ableitung von φιλίστιδος[1]), das in den Wörterbüchern überhaupt nicht aufgeführt wird, angeblich „Röhre" heißt und deshalb mit οὐρήθρα (Harnröhre) gleichbedeutend sein muß. Es lohnt sich nicht, auf derartige Künsteleien des näheren einzugehen.

Soweit die bisherigen Deutungen des Wortes. Sie sind sämtlich unbrauchbar und bilden treffliche Illustrationen des Goetheschen Wortes

„Im Auslegen seid frisch und munter!
Legt ihr's nicht aus, so legt was unter."

Wie bereits angedeutet, sind die Versuche, die Etymologie des Wortes Syphilis aufzuklären, hauptsächlich daran gescheitert, daß man es unter allen Umständen aus dem Griechischen ableiten zu müssen glaubte. Man übersah dabei, daß Fracastoro, um im Rahmen seiner Dichtung zu bleiben, auch aus anderen Sprachen stammende Wörter in ein griechisches Gewand kleiden mußte. Nur ein Schriftsteller, und zwar ein Altersgenosse des Dichters, der wegen seiner umfassenden Gelehrsamkeit allgemein bewunderte Lilio Gregorio Giraldi aus Ferrara[2]) (1478—1552)

[1]) Von Bloch a. a. O. S. 299 angegeben, aber weder an der von ihm verzeichneten Stelle des Zacutus Lusitanus, De medicorum principum historia, Lib. IV Quaest. VI, aufzufinden noch im 1. Buche dieses Werkes, wo die Syphilis behandelt wird.

[2]) Wotke sagt von ihm in der Vorrede S. XVIII: „Gyraldus ist unter den italienischen Humanisten der Zeit und Bedeutung nach der erste Philolog" . . . . „Diese Leistungen verschafften ihm den Beinamen eines Varro seiner Zeit und des ersten Gelehrten und

hat, sei es auf Grund eigener Erkenntnis oder nach einer persönlichen Mitteilung Fracastoros, darauf hingewiesen, daß Fracastoro die Krankheit nach einem fremdsprachlichen Ausdruck Syphilis genannt habe. Er sagt in seinem Dialogus I de poetis nostrorum temporum (Ausgabe von Karl Wotke, Berlin 1894, S. 44): „Eiusdem est facultatis Hieronymus Fracastorius Veronensis, qui de morbo Gallico, ut vulgo dicimus, ipse a barbara voce Syphilida vocat, libellos tres ad Petrum Bembum habet in manus." Nun, wir werden bald sehen, daß als die barbarische Sprache, aus der Fracastoro schöpfte, nur das Arabische in Frage kommen konnte. Immerhin erscheint es merkwürdig, daß dieser Anregung bisher von keiner Seite nachgegangen worden ist.

Unbewußt hat Bloch in seiner kurzen Zusammenstellung der verschiedenen Deutungen des Wortes den richtigen Weg angegeben, indem er am Schlusse ironisch ausruft: „Sogar vom hebräischen schafal = niedrig, schofel, hat man den Namen abgeleitet!" Er ahnte nicht, daß das arabische Stammwort, aus dem die Bezeichnung „Syphilis" gebildet wurde, in etymologischer Hinsicht gerade mit jenem hebräischen Worte identisch ist.

Daß es nicht an Versuchen gefehlt hat, unserem Dichter die Vaterschaft an dem Worte Syphilis überhaupt abzusprechen, geht aus der Seite 11 angeführten Menckenschen Auslassung hervor. Auch Oppenheimer vertritt in der Vorrede zu seiner Übersetzung diese Ansicht: „Man hat behauptet, daß Fracastor es war, der der Syphilis ihren modernen Namen gegeben, und daß er ihn von dem sagenhaften Syphilus, dessen Geschichte er im 3. Gesange erzählt, abgeleitet habe. Das Umgekehrte wird wohl der Wahrheit näher kommen, und ich glaube, wir dürfen getrost annehmen, daß er seinen Helden nach dem bereits geläufigen Terminus technicus für die Krankheit getauft hat. Jedenfalls aber ist unser Werk das erste, in dem sich die Bezeichnung Syphilis findet." Offenbar ist es Oppenheimer entgangen, daß Fracastoro in seiner Schrift über die ansteckenden Krankheiten ausdrücklich erklärt, er habe die Krankheit in seinem Gedicht „Syphilis" benannt[1]). Was den Dichter veranlaßte, die Bezeichnung Morbus Gallicus durch eine passendere zu ersetzen, ist bereits im Eingange klar gelegt worden. Und wenn er statt dessen gerade den Ausdruck „Syphilis" einführte, so werden wir die Ehre dieses so schwer gemißhandelten Wortes wiederherstellen und nachzuweisen versuchen, daß er kaum eine seiner persönlichen Auffassung über den Ursprung der Seuche besser entsprechende Bezeichnung hätte finden können; eine Bezeichnung, in der sich die Hauptzüge seiner interessanten Persönlichkeit wiederspiegeln, in der uns Fracastoro als Arzt, Dichter und Astronom entgegentritt. Wir müssen deshalb mit einigen Worten auf sein Leben und Wirken eingehen.

Girolamo Fracastoro[2]) war der Sproß eines alten veronesischen Adelsgeschlechts. Als sein Geburtsjahr wurde bisher allgemein 1483 angegeben; man folgte dabei Papadopolo, der in seiner Geschichte der Hochschule von Padua behauptet, Fracastoro sei bereits als neunzehnjähriger im Jahre 1502 Lektor der Logik gewesen[3]). Mangels authen-

Kritikers unter seinen Zeitgenossen"; vergl. ferner G. Barotti, Memorie Istoriche di Letterati Ferraresi, Ferrara 1777, Bd. I S. 288: „Il Principe de' Letterati del suo tempo, e per concorde sentimento di tutti, uno degl' ingegni più grandi, che gli ultimi secoli abbiano avuto."

[1]) De Contagionibus &c., Lib. II Cap. 11: „Nos Syphiliden in nostris lusibus appellavimus."

[2]) Lateinisch Hieronymus Fracastorius, zuweilen auch kurz Frastorius. Barbarani nennt den Dichter durchweg Fragastoro. Er stützt sich (Anhang S. XL) auf einen notariellen Vertrag vom 2. Februar 1356, aus dem hervorgehe, daß der Name aus frega und stora entstanden sei. Erst nach dem 14. Jahrhundert sei die Schreibung Fracastoro aufgekommen. Wir bezweifeln, daß Barbarani mit dieser Änderung durchdringen wird.

[3]) Nicolai Comneni Papadopoli Historia Gymnasii Patavini, Venetiis 1726, T. I. S. 309: „. . . . . ab anno undevigesimo aetatis aerae communis MDII Logicam publice docuisse. Atque etiam adolescens nondum legitimae aetatis, ut diximus, publice docuit. Eo munere functus sit per annos circiter octo ab anno MDI ad ann. MDVIII."

tischer Nachrichten über seine Jugendzeit gab man sich mit dieser Unwahrscheinlichkeit zufrieden; erst Barbarani (S. 103) hat aus den in der Bibliothek zu Verona aufbewahrten „carte censuarie“ festgestellt, daß das Geburtsjahr Fracastoros 1478 gewesen sein muß (vgl. Barbarani S. XLI des Anhangs). Nach einer sorgfältigen Vorbereitung bezog er ungefähr im Jahre 1495 die Hochschule zu Padua, wo er im Hause des mit seinem Vater befreundeten Mediziners Girolamo de la Torre Aufnahme fand und mit dessen drei Söhnen, insbesondere dem später als Astronom und Philosoph berühmt gewordenen Giambattista ein enges Freundschaftsbündnis schloß. Mit einer glänzenden Auffassungsgabe und einem geradezu phänomenalen Gedächtnis ausgerüstet, gelang es ihm, in wenigen Jahren unter des allseitig verehrten Pomponazzi[1]) Leitung die philosophischen Studien zu absolvieren und sich darauf auch in der Medizin dermaßen zu vervollkommnen, daß er bereits im Anfang des 16. Jahrhunderts[2]) Vorlesungen über Logik hielt und bald darauf die Würde eines consiliarius anatomicus bekleidete[3]), eine Stellung, die sonst nur Gelehrten reiferen Alters übertragen wurde[4]). Als im Jahre 1509

[1]) Mencken a. a. O. S. 38: „Petrus Pomponatius, Mediolanensium Philosophorum Deus, et divinus Praeceptor.“

[2]) Also zu derselben Zeit, als Koppernicus dort Medicin studierte. Vergl. Prowe, Nicolaus Koppernicus, Berlin 1883, Bd. I S. 306, und Günther, Geschichte des mathematischen Unterrichts im Mittelalter, in Monumenta Germaniae Paedagogica, III S. 225.

Bei Jac. Facciolati, Fasti Gymnasii Patavini, Patavii 1757, T. I. S. 115 findet sich der Vermerk: „1502. Hieronymus Fracastorius Veronensis vix Artium Lauream adeptus Logicam in Gymnasio profiteri coepit. Sed paucis post annis recessit gravioribus studiis addictus. Nulli se porro studiorum generi dedit, quin summopere excelluerit, Poeta, Philosophus, Medicus, Astronomus suae aetatis longe primus.“

[3]) Sein Nachfolger war der bekannte Gabrielle Falloppio; vergl. Jacobi Philippi Tomasini Commentarius de Gymnasio Patavino, Utini 1654, L. V. S. 76.

[4]) Vergl. den Lebenslauf in der Gesamtausgabe von 1584, S. 2: „Sed quum Philosophiae studiis per multos annos operam dedisset,

der Krieg über sein Vaterland hereinbrach, folgte er auf kurze Zeit der Einladung des venetianischen Feldherrn Alviano, der in dem befestigten Pordenone eine Akademie errichtet hatte, und ließ sich nach der Schlacht an der Adda dauernd in Verona nieder. Hier und auf seinem Familiengute Incaffi (Mons Caphius) zwischen der Etsch und dem Gardasee (Lacus Benacus), wo er seine Mußestunden zubrachte, übte er seine ärztliche Praxis unentgeltlich[1]) und mit einem beispiellosen Erfolge aus, der ihm zu dem Beinamen „der Glückliche“ verhalf. Weit über Italien hinaus drang sein Ruf. Geistliche und weltliche Fürsten bemühten sich um seinen Rat und seine Freundschaft. Vom Papst Paul. III. wurde er zum Leibarzt ernannt und wiederholt nach Trident berufen, wo die Mitglieder des dort tagenden Konzils unter ansteckenden Krankheiten schwer zu leiden hatten. Gerade auf diesem Gebiete der Heilkunde hatte Fracastoro seine Haupterfolge aufzuweisen; sein dem Kardinal Alexander Farnese gewidmetes Werk „De Contagionibus et contagiosis morbis“ ist für die Epidemiologie bahnbrechend gewesen. Es sei ferner an das von ihm erfundene Fiebermittel erinnert, das unter der Bezeichnung „Diascordion Fracastorianum“ allgemein Verwendung fand.

Petro Pomponatio Mantuano praeceptore usus, tanto animi ardore, atque alacritate, Genio suadente, se totum ad medicinam convertit, tanta porro contentione in Gymnasio per quotidianas medicorum disceptationes sese exercuit, ut doctores ipsi atque aequalis iuventus, eum ad omnia natum esse, divino quodam consilio, faterentur, illique maximos Suggestus honores tunc detulerint, quod Patavii ante illum nemini, nisi maturo in studiis, et perfectae demum aetatis viro contigerat.

[1]) Ebenda S. 5: „Et quoniam, hac vitae ratione multorum amicitiam suo sibi beneficio comparaverat, inimicum vero merito habebat neminem, omnes non Venetiae tantum, atque illius orae, sed externi etiam principes et reguli, ut de vel desperata vel dubia vitae re illum consulerent, maximis ad se conditionibus accersebant: a quibus ille discedens, salute eidem restituta, nullum prorsus pretium, praeter amicum animum in patriam referre unquam volebat.

Erstaunlich ist die vielseitige Tätigkeit, die Fracastoro neben seinem anstrengenden ärztlichen Berufe entwickelte. Außer dem Gedicht „De Syphilide" besitzen wir von ihm eine größere Anzahl italienischer und lateinischer Gelegenheitsdichtungen[1]), ferner das Lehrgedicht „Alcon, sive de cura canum venaticorum" und das leider unvollendet gebliebene Epos „Josephus". Bemerkenswert sind auch seine philosophischen Abhandlungen „De Sympathia et Antipathia", „De causis criticorum dierum", die Dialoge „Naugerius, sive de Poetica", „Turrius, sive de Intellectione" und „Fracastorius, sive de Anima" sowie die Schrift „De Vini Temperatura". In eingehendster Weise beschäftigte er sich mit Musik, Mathematik und Kosmographie[2]); als gründlichstem Kenner der letzteren Wissenschaft widmete ihm Giambattista Ramnusio sein bekanntes Reisewerk[3]). Fracastoros Lieblingsbeschäftigung jedoch, die auch bei

---

[1]) Vergl. Barbarani und A. Chenneville a. a. O.

[2]) Vergl.:

Lebenslauf Fracastoros in der Gesamtausgabe von 1584, S. 5: „Mathematicis item scientiis, et praesertim Musicae, oblectandi animi causa studium adhibebat: sed, ex mitioribus omnibus disciplinis, in unam cosmographiam incumbebat, quam tanto studio quandoque colere consueverat, ut gravioribus quandoque studiis intermissis terrarum omnium ab Lusitanis primum in oriente, mox a Columbo in occidente nostro saeculo inventarum descriptiones et loca, ligneis orbibus adamussim affabrefactis, altitudinum et latitudinum adhibitis dimensionibus delinearet";

Joannis Imperialis Museum Historicum et Physicum, Venet. 1640, S. 16: „Propterea saepius ad Caphios colles, laetissima Benaci facie, ac subjectae adspectu planitiei, nedum physicae vacare meditationi, sed astrorum etiam inspectioni, et cosmographiae praesertim studio, quo summopere delectatum lignei testes orbiculi sua manu adamussim constructi, ad variasque locorum dimensiones optime noscendas accommodati".

[3]) Vergl. Astruc, De Morbis Venereis, Lutet. Par. 1740, Bd. II S. 643: „Johannes Baptista Ramusius egregiam suam collectionem Delle Navigationi et Viaggi dicavit Hieronymo Fracastorio, quem plurimum laudat in Epistolis nuncupatoriis, quas singulis tribus Tomis praefixit, non modo tamquam Medicum et Philologum eruditum, sed etiam tamquam Cosmographiae et Geographiae peritissimum".

der Behandlung der vorliegenden Aufgabe eine hervorragende Rolle spielt, war die Astronomie[1]). Auf seinem hochgelegenen Landsitze, der ihm als natürliches Observatorium diente, verfolgte er unablässig die Bewegungen der Himmelskörper; er versuchte sich sogar an einem neuen Sonnensystem, indem er die exzentrischen Kreise durch eine Zusammenstellung von ausschließlich konzentrischen ersetzte, d. h. die Erde als den allgemeinen Mittelpunkt darstellte, um den sich alles kreisförmig bewegte. Indem er so an dem ptolomäischen System zu rütteln begann, wird er in den späteren astronomischen Werken mit Recht als Vorläufer des Koppernicus aufgeführt[2]). Seine Beobachtungen und Theorien hat er in dem 1538 erschienenen, dem Papste Paul III. gewidmeten, seinerzeit epoche-

---

[1]) Vergl.:

Die Verse des Basilius Zanchius auf Fracastoro:

„Frastori venerande, Deûm te munere gaudet
Italia, et Graium provocat omne decus.
Mirantem te perspicuo deduxit Olympo
Uranie, et coeli sidera nosse dedit";

M. Ant. Flaminius, Paraphrasis in Aristotelis lib. XII. de prima philosophia p. 45, ed. Paris: „Agendae sunt immortales gratiae Hier. Fracastorio, viro . . . qui . . . edito libro divino et plane coelesti, in quo eorum omnium, quae in cursibus stellarum admirabilia, et quasi contra rationem accidere in coelo, tam luculente, tamque subtiliter causas persecutus est omnes, ut ex iis locis venisse, non ut eas ipse reperisse videatur";

Praefatio ad Homocentrica in Fracastorii Opera Omnia, Venet. 1584: „Prosequendi haec studia occasio frequentissima data fuit Fracastorio in monte Caphio, ita a natura comparato, ut in summis eius fastigiis spatiosissimae caeli regiones commode circumspectari possint";

Mencken a. a. O. § 2 S. 41: „Astronomiam imprimis, praecipuam matheseos partem, tam studiose sectatus est, ut nullum praeterire tempus passus sit, quod non astrorum indagandis cursibus, et cunctis caeli perlustrandi partibus impenderit. Huc et Patavii totus in his studiis versatus, abditissimos eorum recessus scrutatus est".

[2]) Mädler, Geschichte der Himmelskunde, Braunschweig 1873, Bd. I S. 139, sagt über Fracastoro: „Ein Verdienst bleibt ihm unbestritten: Er ist der Erste, der eine Verminderung der Schiefe der Ekliptik behauptet, die Purbach nur vermutete".

machenden Werke „Homocentrica, sive de Stellis“ niedergelegt. Was ihn aber bei seinen für allerhand übernatürliche und abergläubische Vorstellungen empfänglichen Zeitgenossen besonders populär machte, war die Astrologie.

Auf babylonischen Überlieferungen beruhend, hatte die Sucht, die Bewegungen der Himmelskörper mit allen möglichen irdischen Verhältnissen in Beziehung zu bringen und sogar die Zukunft vorauszubestimmen, bereits bei den Griechen und Römern Eingang gefunden, war aber in der Folge durch die christliche Kirche viele Jahrhunderte hindurch zurückgedrängt worden. Auch im codex Justinianeus wurde die Sterndeuterei verboten und sogar der Giftmischerei gleichgestellt. Dagegen wurde sie bei den Juden und Arabern, besonders von den Ärzten, auf das Eifrigste gepflegt und systematisch ausgebildet. Nachdem sie mit dem Vordringen der Araber nach Westen, vornehmlich seit der arabischen Blütezeit unter den Hohenstauffen, in Süditalien festen Fuß gefaßt hatte, verbreitete sie sich schnell über das ganze Abendland mit Ausnahme von Spanien, wo sich der Muhamedanismus am längsten hielt und die ihm zur Last gelegte Irrlehre als ketzerisch angesehen wurde. Diese Verbreitung war nicht, wie früher allgemein angenommen wurde, den Kreuzzügen, sondern den zahlreichen lateinischen Übersetzungen der hervorragendsten arabischen Ärzte und Astronomen zuzuschreiben, die zuerst von Constantinus Africanus († 1087) eingeführt und in der Folgezeit eifrig fortgesetzt wurden [1]).

Sehr bald fand der astrologische Aberglaube in allen Kreisen Aufnahme. Die wichtigsten Entschlüsse wurden von der Befragung der Sterne abhängig gemacht. „Nicht nur die Fürsten, sondern auch einzelne Stadtgemeinden halten sich regelmäßig Astrologen, und an den Universitäten werden vom 14. bis 16. Jahrhundert besondere Pro-

[1]) Wüstenfeld (Geschichte der arabischen Ärzte und Naturforscher, Göttingen 1840) hat dies zuerst nachgewiesen; vergl. dagegen Dupouy, Le Moyen Âge Médical, Paris 1895, S. 21 ff.

fessoren für die Wahnwissenschaft sogar neben den eigentlichen Astronomen angestellt[1]). Obwohl Augustin und andere Kirchenväter die Astrologie bekämpft hatten, bekannten sich auch die Päpste — außer Pius II. — offen zur Sternbefragung" [2]). Die bedeutendsten Schriften abendländischer Astrologen fallen sogar erst in die dem Aufschwung der Wissenschaften folgende Periode, z. B. die Werke des Agrippa von Nettelsheim († 1535), des Nostradamus († 1566), des Cardanus († 1576). Erst nach Keplers Auftreten (1571—1630), der ebenso wie Brahe, allerdings wohl mehr aus pekuniären Rücksichten, selbst Anhänger der Astrologie war, sehen wir ganz allmählich diesen Irrwahn schwinden, den schon im 14. Jahrhundert Petrarca und später Pico von Mirandola, Savonarola, Torella, Widman, Paracelsus und Falloppio bekämpften. Treffend sagt Hirsch, Geschichte der medizinischen Wissenschaften in Deutschland, München und Leipzig 1893, S. 49: „Niemals ist der Glaube an supranaturalistische Kräfte, an gute und böse Dämonen, an den persönlichen Teufel, an den Einfluß der Gestirne auf die Geschicke der Menschen lebhafter gewesen, niemals haben Astrologie, Chiromantie u. dgl. üppiger geblüht als im 16. Jahrhundert, wo Reuchlin, einer der bedeutendsten Humanisten und gelehrtesten Männer seiner Zeit, Vorkämpfer der Reformation, sich für die Kabbala begeisterte und die Welt mit dieser Geheimlehre bekannt zu machen sich gedrängt fühlte, Melanchthon an den Einfluß der Gestirne auf die Anlagen und Schicksale der Menschen glaubte und keinen Anstand nahm, die Krankheit Huttens aus der ungünstigen Konstellation zur Zeit seiner Geburt abzuleiten, in welchem nur wenige Ärzte

---

[1]) z. B. in Padua, Mailand und Bologna. Vergl. hierzu die bemerkenswerte Abhandlung von Ferdinando Gabotto, L'Astrologia nel Quattrocento in rapporto colla civiltà, in der Rivista de Filosofia Scientifica Bd. 8, Genova e Milano 1889.

[2]) J. Burckhardt, Die Kultur der Renaissance in Italien, Leipzig 1896, Bd. II S. 280.

waren, die von dem astralischen Ursprung schwerer Seuchen nicht überzeugt waren"[1]).

Wie schon in der arabischen Blütezeit so zählte auch später die Astrologie naturgemäß ihre meisten und hervorragendsten Vertreter unter den Ärzten[2]). Ja, sie bildete sogar lange Zeit hindurch einen wesentlichen Bestandteil der medizinischen Studien, da die abergläubische Klientel ihr weit mehr Vertrauen entgegenbrachte als der ärztlichen Wissenschaft selbst.

Kein Wunder, daß auch die Entstehung der Syphilis von vielen Ärzten in den Kreis der astrologischen Betrachtungen einbezogen wurde. Gerade diese bei ihrem Erscheinen gänzlich unbekannte Krankheit konnte nur auf übernatürliche Einflüsse zurückzuführen sein. Allerdings sahen mehrere Ärzte, soweit sie überhaupt den epidemischen Charakter der in Italien ausgebrochenen Seuche annahmen, z. B. Leonicenus, Benedictus, Widman, Pollich, in den dem Auftreten der Krankheit vorausgehenden, ungewöhnlich feuchten und durch zahlreiche Überschwemmungen berüchtigten Jahren eine hinreichende Ursache zur Erzeugung eines epidemischen Miasmas in der Atmosphäre. Den meisten jedoch genügte diese Erklärung nicht. Sie hielten zwar auch die Luft für den Träger der Krankheitskeime, nahmen aber an, daß deren Entstehung in erster Linie durch die Einwirkung der Gestirne hervorgerufen sei, z. B. Marcellus Cumanus, zur Zeit der Expedition Karls VIII. von Frankreich Militärarzt in der italienischen Armee („pustulae sive vesicae epidemiae anno 1495, in Italia, ex uno influxu caelesti"); Bartolemäus Montagnana („ex aeris mutatione, merito influxus coelestis"); Pintor, der in dem Einfluß der Planeten die „radix superior" der

[1]) Vergl. auch Proksch, Geschichte der venerischen Krankheiten, Bonn 1895, Bd. II S. 18 und 280; ferner Bloch a. a. O. S. 23 ff.

[2]) Gerardi Jo. Vossii de quatuor artibus popularibus, Amsterd. 1650, de scientiis mathematicis S. 124: „At tempora iis (medicis) sunt in morbis observanda: ut omnino medicina dirigatur notitia astrologiae. — Quod etiam Hippocratis iudicium est".

Krankheit sah; Petrus Maynardus u. a. m. Um diesen „influxus coelestis“ zu erklären, seien hier einige kurze Angaben aus den Elementen der Astrologie gestattet, die für die Frage der Entstehung des Wortes Syphilis von Wichtigkeit sind.

Die Koppernikanische Lehre von der doppelten Bewegung der Erde wurde bekanntlich erst nach dem Tode dieses großen Gelehrten (1543) veröffentlicht. Bis dahin behauptete sich das Ptolemäische Weltsystem, dessen Anhänger auch Fracastoro, abgesehen von seinen oben erwähnten Änderungsversuchen, geblieben ist. Für ihn bildete also den Mittelpunkt des Weltalls die Erde, die „ponderibus librata suis immobilis haeret“. Um diese bewegten sich Sonne, Mond und Planeten, jeder in seiner eigenen, mit ihm untrennbar verbundenen Himmelssphäre. Die nachstehende Zeichnung entspricht im wesentlichen —

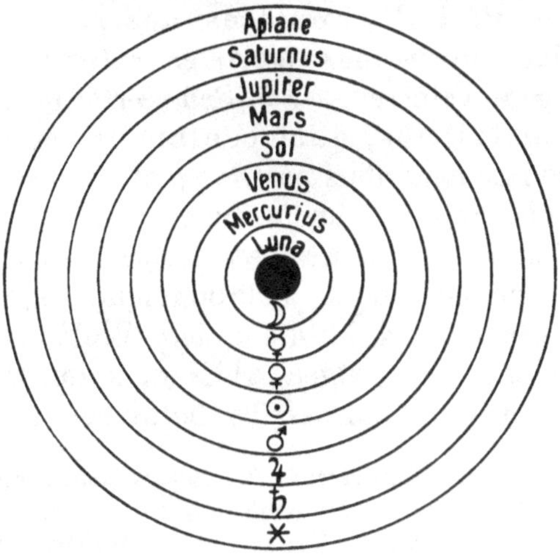

nur über die Anzahl der Sphären herrschten verschiedene Ansichten — den zahlreichen Darstellungen, denen wir in den astronomischen Schriften des 15. und 16. Jahrhunderts begegnen, und den eigenen Angaben, die Fracastoro in seinen Homocentrica cap. 4 gemacht hat: „Nos in ambigua re maiorem hominum partem atque ipsum Ptolemaeum secuti ita spherarum ordinem statuemus, ut prima supremaque omnium sit Aplane (Fixsterne), secundus Saturnus, tertius Jupiter, quartus Mars, quintus Sol, sexta Venus, septimus Mercurius, octava et ultima omnium Luna, ad nos prima"[1]).

Dieses Weltall wurde durch die Sonnensphäre in eine obere und eine untere Hälfte geteilt[2]). Demnach werden auch die drei von der Erde am weitesten entfernten Planeten Saturn, Jupiter und Mars, allgemein die Superiores, und die sich in der Erdnähe bewegenden Merkur und Venus die Inferiores genannt. Abgesehen davon bezeichnete man — und dies ist für die vorliegende Untersuchung von entscheidender Bedeutung — die Erde als untersten Punkt des Weltalls mit inferiora oder mundus inferior, den Himmel dagegen mit superiora oder mundus superior. Fracastoro selbst bestätigt das in seiner Vorrede zu den Homocentrica Bl. 1 B: „Maiores nostri . . . **inferioris mundi huius, quem nos mortales colimus,** vix dimidium attingere valuere . . . . Sed certe et superioris quoque mundi illius, quod coelum dicimus, magnam partem ipsis illis maioribus nostris ignotam fuisse possumus affirmare" und Bl. 3 A: „nam quoniam quae hic sunt a superioribus et reguntur et variis afficiuntur modis, superiorum quidem status mutationesque cognovisse utilissimum certe est", d. h. die untere Welt, unsere Erde, befand sich in einem ewigen Abhängigkeitsverhältnis zur oberen, zum Himmel. Dasselbe hatte bereits Aristoteles

---

[1]) Vergl. hierzu u. a. Dieterici, Die Naturanschauung der Araber, Berlin 1861, S. 26, wonach 9 Himmelssphären bestehen, davon 7, die im Koran vorkommenden 7 Himmel; die 1. Sphäre ist die Mondsphäre, d. h. der Himmel dieser Welt, die 8. die der Fixsterne, die 9. die Umgebungssphäre vor dem Throne Gottes.

[2]) Vergl. Fracastoros Homocentrica, sectio III. De Sole, cap. I: „Hac tenus de Aplane, et superioribus tribus planetis . . . . dictum est, nunc prosequamur de Sole, qui, veluti cor, ac decus universi coeli, medium inter planetas locum tenet, ad quem caeteros omnes quandam certe relationem habere manifestum est".

(Meteorologica A, Cap. 2) ausgesprochen in dem Grundsatze: *„ἔστι δ'ἐξ ἀνάγκης συνεχής πως οὗτος ταῖς ἄνω φοραῖς, ὥστε πᾶσαν αὐτοῦ τὴν δύναμιν κυβερνᾶσθαι ἐκεῖθεν“* (necesse est mundum inferiorem contiguum esse lationibus superiorum, ut tota virtus inde gubernetur[1]).

Der stärkste Einfluß wurde den oberen Planeten zugeschrieben. Vor allem galt der größte unter ihnen, der finstere Saturn, der seine eigenen Kinder fraß und auf den bildlichen Darstellungen eine Sense trägt, als verderbenbringend, im Gegensatz zu dem menschenfreundlichen Jupiter, dem Stern des Lebens. Ersterer spielt auch bei der vorliegenden Erörterung die Hauptrolle.

Schon bei der Geburt des Menschen zeigte sich die unheilvolle Wirkung des Saturn, indem er den Achtmonatskindern den Lebensfaden abschnitt. Nachdem in den ersten sieben Monaten der Schwangerschaft sämtliche Planeten[2]), zu denen auch Sonne und Mond gerechnet wurden, je einen Monat ihre Kräfte bei der Ausbildung der Leibesfrucht betätigt hatten, trat im 8. Monat wieder

---

[1]) Vergl.:

Petri Pomponatii philosophi et theologi doctrina et ingenio praestantissimi, Opera de Fato, libro Arbitrio et Praedestinatione, Basileae 1520, S. 560: „Illud evidenter scimus, scilicet quod a superioribus inferiora gubernantur“; ferner S. 641: „Cumque ulterius quaeritur, an tales fluxus possint impediri, huic, mihi videtur, dicendum, quod non: quoniam impossibile est, haec inferiora absolvi a regimine superiorum. Eorum enim regimine, scilicet superiorum, cessante, res tenderent in nibil: quia continuum oportet esse influxum in haec inferiora a superioribus.“

Guidonis Bonati Foroliviensis Mathematici de Astronomia tractatus, Basileae 1550, Sp. 2, Cap. II: „Aliae vero stellae cum planetis in inferiora agunt per modum motus et generationis.“

Gerardus Vossius, De quatuor artibus popularibus, L. III. de mathesi, Amsterdam 1650, S. 141: „Dixi de astrologia *μετεωρολογικῇ*: sequitur *ἀποτελεσματική*, sive *μαντική*, cuius duae sunt partes: una generalis, de modo quo sidera in haec inferiora agunt, deque siderum vi, atque efficacia: altera specialis . . . .

A. F. v. Mehren, La philosophie d'Avicenne, Louvain 1882. S. 16.

[2]) d. h. die mit bloßem Auge sichtbaren; Uranus und Neptun wurden bekanntlich erst 1781 bezw. 1846 entdeckt.

der Saturn in seine Rechte und wurde dem Leben des Kindes verhängnisvoll. Im neunten Monat dagegen gewann der lebenbringende Jupiter wieder die Oberhand [1]).

Der dritte der Superiores, der feurige Mars, dessen rötliches Licht an den blutigen Krieg gemahnte, war fast ebenso gefürchtet wie der Saturn. Er erzeugte die akuten, letzterer dagegen die langdauernden schweren Krankheiten [2]). Deshalb wird die Syphilis häufig als morbus saturninus bezeichnet. Auch Fracastoro sagt im ersten Gesange Vers 412, daß der grimme Saturn mit dieser Seuche die unglückliche Erde heimsuchte: „**Ergo hanc per miseras terras Saturnus agebat Pestem atrox.**" Der von J. Almenar eingeführte Ausdruck „Patursa" soll ebenfalls aus **Passio turpis saturnina** gebildet sein [3]).

[1]) Vergl. Bonatti a. a. O., Sp. 120, Cap. IX: „Et quia in septem mensibus quilibet Planeta est operatus in concepto suam virtutem et quod suum est, si nascatur puer, potest esse de iure vitalis. Et ego vidi plures . . . . Deinde revertitur dispositio ad Saturnum, qui octavo mense membra infantis sua frigiditate consolidat et constringit atque condensat. Inde fit, ut si tunc puer nascatur, non vivit, et hoc accidit propter distemperantiam frigiditatis Saturni, esse pueri tunc disponentis. Nono autem mense Jupiter regnat, qui tunc membra infantis temperie sua separans a matris utero, abrupto cotilidone, salutifere educit, et sic pueri qui tunc nascuntur creduntur esse vitales." In ähnlicher Weise äußert sich später Jacobus Forliviensis in der Expositio supra capitulum de generatione embrionis cum questionibus eiusdem, Venet. 1502, Bl. 6vo.

[2]) Bonatti a. a. O. Sp. 99 Cap. I: „Et habet (Saturnus) significare de infirmitatibus epilepsiam, sive morbum caducum, significat morbos phlegmaticos et melancholicos, et congelatos, duros, terrestres et compactos, et ut multum habet significare morbos qui non curantur, ut lepra, albaras, morphea, fistulae profundae et cavae atque durae, et in locis nervosis, et alias similes aegritudines" und Sp. 108 Cap. III: „Et (Mars) significat ex infirmitatibus febres calidas, . . . et pustulas sanguineas, impetiginem, albaras, et rubedines adventicias . . . . et aegritudines comedentes carnes corporis, sicut sunt morbus regius, canceres, et similia: et significat hemicraneam, et ignem sacrum, et similia".

[3]) Almenar, Libellus ad evitandum et expellendum morbum Gallicum, ut nunquam revertatur, Venetiis 1502, Cap. I: „Convenerunt sapientes quidam, ut hic morbus qui apud Italos appellatur Gallicus,

Die Leitung der menschlichen Geschicke durch die Superiora zeigte sich am deutlichsten bei auffallenden Erscheinungen am Sternenhimmel, insbesondere den Konstellationen der oberen Planeten. Der berühmte jüdische Astrolog Messahalah sagt[1]): Scito quod res maximae atque mirandae accidunt ex coniunctione superiorum: et hoc fit propter tarditatem motus eorum". „Coniunctio namque Saturni et Jovis est coniunctio maxima: haec significat accidentia et sectas". Die gefährlichste der coniunctiones maximae war nach Bonatti die alle dreißig Jahre nur einmal stattfindende Begegnung des Saturn und Mars im Zeichen des Krebses. Sie bedeutete Zerstörung ganzer Reiche, Hungersnot, Unfruchtbarkeit und den Ausbruch pestartiger Seuchen[2]). So erklärt es sich wohl auch, daß Fracastoro, der sich in seinen astrologischen Anschauungen vielfach Bonatti anschließt, den Ausbruch der Syphilis einer derartigen Konstellation zuschreibt, die aber an Bedeutung noch dadurch gewann, daß sich ihr auch der dritte der Superiores, Jupiter, anschloß. Bei dem ungleichen Kampfe, der sich zwischen ihm und seinen übelwollenden

nunc dicatur patursa, quod interpretatur passio turpis saturnina. Turpis enim morbus est, quia mulieres incastas ac religiosas reputari facit et generaliter omnes deturpat. Et saturninus quia a Saturno propter eius ingressum in ariete aliis caeli dispositionibus coadspirantibus originem traxit".

[1]) Messahalah, De revolutionibus annorum, im Quadripartitum Ptolemaei, Venet. 1519, S. 136vo; vgl. ferner Albumasar, De magnis coniunctionibus, Venet. 1515.

[2]) Bonatti a. a. O. Sp. 156 Cap. III: Nam cancer est detrimentum utriusque, scilicet Saturni et Martis, quod est eius maximum impedimentum: et mali quantum cumque magis sunt impediti, tantum efficiuntur deteriores, et augmentat eorum malitia, et eorum impedimentum. Et licet laedant et offendant in aliis, non tamen nocent tantum, quantum in illo: quoniam tunc eveniunt maxime mutationes in mundo et maxima accidentia, quod non accidit in aliis coniunctionibus, quas faciunt alibi. Mutant enim regna, aut fiunt guerrae terribiles, ex quibus sequuntur infectiones suffocantes, captiones pravae, destructiones regnorum, combustiones ignis, et multae sanguinum effusiones, fames, mortalitates, sterilitates, atque multitudines pestilentiarum".

Kollegen entspann, mußte der edle Jupiter natürlich den kürzeren ziehen, und so nahm das Verderben ungehindert seinen Fortgang.

Wir werden jetzt an der Hand des Gedichts „De Syphilide“ untersuchen, wie der Dichter seine Ansicht über den Ursprung der Krankheit entwickelt, wie er uns dabei die Unrichtigkeit des Ausdruckes Morbus Gallicus vor Augen führt und uns zugleich in unverkennbarer Weise zu verstehen gibt, was für eine Bezeichnung an dessen Stelle treten muß. Dabei ist stets festzuhalten, daß es sich bei der Beschreibung des Dichters lediglich um das erste, epidemieartige Auftreten der Krankheit handelt, nicht etwa um deren Weiterverbreitung in der späteren Zeit. Hiergegen verwahrt sich Fracastoro selbst im 12. Kapitel des 2. Buches seiner Schrift über die ansteckenden Krankheiten; „Annis vero labentibus mutatio quaedam eius morbi facta est, cum dispositio prima, quae in aëre fuerat, iam cessaverat, nec morbus aliam sui propagationem habebat, quam e contagione unius ad alterum, propter quod perseverabat: omnis autem contagio quanto magis abest a principio et prima origine, tanto siccior fit et terrestrior propter adustionem, quae continenter coniungitur &c.“

Gleich im Proömium[1]) weist der Dichter darauf hin, daß die Krankheit zu derselben Zeit in ganz Europa und Teilen von Asien und Afrika gewütet habe und während des französischen Feldzuges in Italien ausgebrochen sei. Von den Franzosen habe sie ihren Namen erhalten, ihre Entstehung sei aber der Luft und dem Sternenhimmel zuzuschreiben, d. h. der Einwirkung der Superiora auf die Inferiora.

V. 1—14[2]):

„Qui casus rerum varii, quae semina morbum
Insuetum, nec longa ulli per saecula visum

[1]) Barbarani bringt S. 184 auch das ursprüngliche Proömium vom Jahre 1525, das vom Dichter später verworfen wurde.

[2]) Vergl. die Oppenheimersche Übersetzung im Anhang S. 54ff.

Attulerint: nostra qui tempestate per omnem
Europam, partimque Asiae, Libyaeque per urbes
Saeviit: in Latium vero per tristia bella
Gallorum irrupit, nomenque a gente recepit:
Necnon et quae cura, et opis quid comperit usus,
Magnaque in angustis hominum solertia rebus,
Et monstrata Deum auxilia, et data munera coeli
Hinc canere, et longe secretas quaerere causas
Aera per liquidum, et vasti per sidera Olympi
Incipiam: dulci quando novitatis amore
Correptum, placidi naturae suavibus horti
Floribus invitant, et amantes mira Camoenae."

Auch am Ende des nächsten Absatzes wird der erhabene Ursprung der Krankheit betont.

V. 22, 23:

„Scilicet hac tenui rerum sub imagine multum
Naturae, fatique subest, et grandis origo".

Darauf ruft der Dichter die Muse der Himmelskunde, die Urania, um Beistand an.

V. 24–31:

„Tu mihi, quae rerum causas, quae sidera noscis,
Et coeli effectus varios, atque aëris oras,
Uranie, (sic dum puro spatiaris Olympo,
Metirisque vagi lucentes aetheris ignes,
Concentu tibi divino cita sidera plaudant)
Ipsa ades, et mecum placidas Dea lude per umbras,
Dum tenues aurae, dum myrtea silva canenti
Aspirat, resonatque cavis Benacus ab antris."

Es folgt die Widerlegung der schon damals weitverbreiteten Ansicht von der Einschleppung der Seuche durch die aus der neuen Welt zurückgekehrte Flotte des Columbus, einer Auffassung, der später mehrfach, vor allen von Sanchez (Dissertation sur l'origine de la maladie vénérienne, Paris 1752) entgegengetreten wurde, die aber auch in der neueren medizinischen Literatur immer wieder auftaucht und erst vor kurzem in J. Bloch (Der Ursprung der Syphilis, Jena 1901) ihren eifrigsten Vertreter gefunden hat. (Vergl. dagegen die Ausführungen von J. K. Proksch in „Beiträge zur Geschichte der Syphilis", Bonn 1904, S. 44 ff.) Fracastoro hält eine derartige Einschleppung für ausgeschlossen, einmal weil nach seiner Beobachtung eine große Anzahl Krankheitsfälle vorlagen, die ohne irgendwelche Berührung entstanden, sodann aber, weil die Seuche in den verschiedensten Teilen der alten Welt zu gleicher Zeit ausbrach. Er behandelt diese Frage in den folgenden Versen:

V. 32—76:

„Dic, Dea, quae causae nobis post saecula tanta
Insolitam peperere luem? num tempore ab illo
Vecta mari occiduo nostrum pervenit in orbem,
Ex quo lecta manus solvens de littore Ibero
Ausa fretum tentare, vagique incognita ponti est
Aequora, et orbe alio positas perquirere terras?
Illic namque ferunt aeterna labe per omnes
Id morbi regnare urbes, passimque vagari
Perpetuo coeli vitio, atque ignoscere paucis.
Commercine igitur causa accessisse putandum est
Delatam contagem ad nos, quae parva sub ipsis
Principiis, mox et viris et pabula sensim
Suscipiens, sese in terras diffuderit omnes?
Ut saepe in stipulas cecidit cum forte favilla
De face, neglectam pastor quam liquit in arvo,
Illa quidem tenuis primum, similisque moranti
Incedit: mox, ut paulatim increvit eundo,
Tollitur,et victrix messem populatur et agros,
Vicinumque nemus, flammasque sub aethera iactat.
Dat sonitum longe crepitans Iovis avia silva,
Et coelum late circum, campique relucent.
At vero, si rite fidem observata merentur,
Non ita censendum: nec certe credere par est
Esse peregrinam nobis, transque aequora vectam
Contagem: quoniam in primis ostendere multos
Possumus, attactu qui nullius hanc tamen ipsam
Sponte sua sensere luem, primique tulere.
Praeterea et **tantum terrarum tempore parvo**
Contages non una simul potuisset obire.
Aspice per Latii populos, quique herbida Sagrae
Pascua, et Ausonios saltus, et Japigis orae
Arva colunt: specta, Tiberis qua labitur, et qua
Eridanus centum fluviis comitatus in aequor,
Centum urbes rigat, et placidis interfluit undis:
Uno nonne vides ut tempore pestis in omnes
Saevit? ut sortem pariter transegimus unam?
Quinetiam externos eadem per tempora primum

Excepisse ferunt: nec eam cognovit Ibera
Gens prius, ignotum quae scindere puppibus aequor
Ausa fuit, quam quos disterminat alta Pyrene,
Atque freta, atque Alpes cingunt, Rhenusque bicornis:
Quam reliqui, quos lata tenet gelida ora sub Arcto.
Tempore non alio Poeni sensistis, et omnes
Qui laetam Aegyptum metitis, fecundaque Nilo
Arva, et palmiferae silvas tondetis Idumes."

Am Schlusse dieser Widerlegung wirft der Dichter die Frage auf:

V. 77—79:

„Quae cum sic habeant sese, nempe altius isti
Principium labi, rerumque latentior ordo,
(Ni fallor) graviorque subest, et maior origo."

und führt dann über den erhabeneren Ursprung der Seuche, die Einwirkung des Himmels auf die Erde, folgendes aus:

V. 80—306:

„Principio quaeque in terris, quaeque aethere in alto
Atque mari in magno Natura educit in auras,
Cuncta quidem nec forte una, nec legibus iisdem
Proveniunt, sed enim, quorum primordia constant
E paucis, crebro ac passim pars magna creantur:
Rarius ast alia apparent, et non nisi certis
Temporibusve, locisve, quibus violentior ortus,
Et longe sita principia: ac nonnulla prius, quam
Erumpant tenebris et opaco carcere noctis,
Mille trahunt annos, spatiosaque saecula poscunt.
Tanta vi coëunt genitalia semina in unum.
Ergo et morborum quoniam non omnibus una
Nascendi est ratio, facilis pars maxima visu est,
Et faciles ortus habet, et primordia praesto.
Rarius emergunt alii, et post tempore longo
Difficiles causas, et inextricabile fatum,
Et sero potuere altas superare tenebras.
Sic Elephas[1]) sacer Ausoniis incognitus oris,
Sic Lichen[2]) latuere diu, quibus incola Nili
Gens tantum, regioque omnis vicina laborat.

---

[1]) Dasselbe wie Elephantia oder Elephantiasis und nach Fracastoros Ansicht identisch mit Lepra (Aussatz); vergl. hierzu auch Bloch a. a. O. S. 101.

[2]) Sonst auch Mentagra (= Kinnflechte) genannt, eine Hautkrankheit, die zuerst unter der Regierung des Tiberius beobachtet

De genere hoc est dira lues, quae nuper in auras
Exiit, et tandem sese caligine ab atra
Exemit, durosque ortus, et vincula rupit.
Quam tamen (aeternum quoniam dilabitur aevum)
Non semel in terris visam, sed saepe fuisse
Ducendum est, quamquam nobis nec nomine nota
Hactenus illa fuit: quoniam longaeva vetustas
Cuncta situ involvens, et res, et nomina delet;
Nec monumenta patrum seri videre nepotes.
Oceano tamen in magno sub sole cadente,
Qua misera inventum nuper gens accolit orbem,
Passim oritur, nullisque locis non cognita vulgo est.[1])
Usque adeo rerum causae, atque exordia prima
Et coelo variare, et longo tempore possunt.
Quodque illic fert sponte aër, et idonea tellus,
Huc tandem annorum nobis longa attulit aetas.
Cuius forte suo si cunctas ordine causas
Nosse cupis, magni primum circumspice mundi
Quantum hoc infecit vitium, quot adiverit urbes.
Cumque animadvertas tam vastae semina labis
Esse nec in terrae gremio, nec in aequore posse,
Haud dubie tecum statuas reputesque, necesse est
Principium, sedemque mali consistere in ipso
Aëre, qui terras circum diffunditur omnes,
Qui nobis sese insinuat per corpora ubique,
Suetus et has generi viventum immittere pestes.
Aër quippe pater rerum est[2]), et originis auctor.

---

worden sein soll und von verschiedenen Schriftstellern mit der Syphilis identifiziert wird.

[1]) Wie bereits erwähnt, ist nach der Schilderung Fracastoros im 3. Gesange die Seuche im fernen Westen schon im grauen Altertum aufgetreten, zur Zeit des sagenhaften Königs Alcithous, dessen Hirt Syphilus für seine Mißachtung des Sonnengottes zuerst mit der Krankheit belegt wurde (vergl. die Erzählung S. 8, 9). Wenn der Dichter diesen Hergang in das griechische Altertum versetzt, so entspricht das der in der Renaissancezeit überall hervortretenden Neigung, alle Lebensverhältnisse zu antikisieren, insbesondere dem „Verlangen, die Beschreibung der Neuen Welt hie und da mit einem Zuge aus dem klassischen Altertum aufzuputzen" (vergl. Alex. v. Humboldt, Reise in die Äquinoktialgegenden des neuen Kontinents, deutsch von Hauff, Stuttgart o. J., Bd. III S. 289; ferner Bloch a. a. O. S. 68).

[2]) Daß die Erzeugung der Epidemien in erster Linie der Luft zu verdanken ist, wird von zahlreichen älteren Schriftstellern an-

Idem saepe graves morbos mortalibus affert
Multimode natus tabescere corpore molli,
Et facile affectus capere, atque inferre receptos.
Nunc vero, quoniam ille modo contagia traxit,
Accipe: quid mutare queant labentia saecla.

In primis tum **Sol rutilus, tum sidera cuncta
Tellurem, liquidasque auras, atque aequora ponti
Immutant, agitantque:** utque ipso sidera coelo
Mutavere vicem, et sedes liquere priores,
Sic elementa modis variis se grandia vertunt.
Aspice ut, hibernus rapidos ubi flexit in Austrum
Phoebus equos nostrumque videt depressior orbem,
Bruma riget, duratque gelu, spargitque pruina
Tellurem, et gelida glacie vaga flumina sistit.
Idem, ubi nos Cancro propior spectavit ab alto,
Urit agros, arent nemora, et sitientia prata,
Siccaque pulvereis aestas squallescit in arvis.

Nec dubium, quin et noctis nitor, aurea Luna,
Cui maria alta, omnis cui rerum obtemperat humor.
Quin et Saturni grave sidus, et aequior orbi
Stella Iovis: quin pulchra Venusque et Martius ignis,
Ac reliqua astra etiam mutent elementa, trahantque
Perpetuum, et late magnos dent undique motus:
Praecipue sedem si quando plurima in unam

---

gegeben; vergl. u. a. Zacutus Lusitanus, De Medicorum Principum Historia, Amsterdam 1629—38, L. IV, S. 794 ff.: „Aër putredini et pesti paratissimus est, immo unicus aër pestilentiae causa est potissima, sic enim ait Hip. lib. 2 de nat. hum. text. 3. Cum multi homines uno corripiuntur morbo, tempore eodem, id in causa est arbitrandum, quod communissimum sit, quoque omnes maxime utimur, id in causa esse arbitrandum, quod communissimum sit, id vero est quod respiramus". . . . . . „Et Galenus passim in epidemiis causam communem partis producendae solum aërem constituit vitiatum." Anders Fallopius, de Morbo Gallico, Patavii 1564, S. 5: „Causae morborum epidemialium tres sunt, aqua, aër, et regio."

Vergl. hierzu auch Lucretius, De rerum natura, l. VI., v. 1091 ff.:

„Primum multarum semina rerum
Esse supra docui, quae sunt vitalia nobis,
Et contra quae sunt morbo, mortique necesse est
Multa volare, ea cum casu sint forte coorta,
Et perturbarunt caelum, fit morbidus aër,
Atque ea vis omnis morborum pestilitasque."

Convenere, suo vel multum devia cursu
Longe alias tenuere vias. Haec scilicet annis
Pluribus et rapidi post multa volumina coeli
Eveniunt, Dis fata modis volventibus istis,
  Ut vero evenisse datum est, numerumque diesque
Exegere suos, praefixaque tempora fatis,
Proh quanta aërios tractus, salsa aequora quanta,
Telluremque manent! alibi quippe omnia late
Cogentur spatia in nubes, coelum imbribus omne
Solvetur, summisque voluti montibus amnes
Praecipites secum silvas, secum aspera saxa,
Secum armenta trahent: medius pater impete magno
Aut Padus, aut Ganges super et nemora alta, domosque
Turbidus, aequabit pelago freta lata sonante.
Aestates alibi magnae condentur, et ipsae
Flumina speluncis flebunt arentia Nymphae.
Aut venti cuncta invertent, aut obice clausi
Excutient tellurem imam, et cum turribus urbes.
Forsitan et tempus veniet, poscentibus olim
Natura, fatisque Deum, cum non modo tellus
Nunc culta, aut obducta mari, aut deserta iacebit,
Verum etiam Sol ipse novum (quis credere possit)
Curret iter sua nec per tempora diffluet annus.
Ast insueti aestus, insuetaque frigora mundo
Insurgent, et certa dies animalia terris
Monstrabit nova, nascentur pecudesque feraeque
Sponte sua, primaque animas ab origine sument.
Forsitan et maiora audens producere tellus
Coeumque, Enceladumque feret, magnumque Thyphoea,
Ausuros patrio superos detrudere coelo,
Convulsumque Ossan nemoroso imponere Olympo.
Quae cum perspicias, nihil est, cur tempore certo
Admirere novis magnum marcescere morbis
Aëra, contagesque novas viventibus aegris
Sidere sub certo fieri, et per saecula longa.
  Bis centum fluxere anni[1]), cum flammea Marte
Lumina Saturno tristi immiscente, per omnes
Aurorae populos, per quae rigat aequora Ganges,
Insolita exarsit febris, quae pectore anhelo
Sanguineum sputum exagitans (miserabile visu!)

[1]) Anspielung auf den Schwarzen Tod, der 1348, nach Ansicht der Astrologen infolge einer Konstellation des Saturn, Jupiter und Mars, von Osten hereinbrechend mehrere Jahre lang ganz Europa aufs Grauenvollste heimsuchte.

Quarta luce frequens fato perdebat acerbo.
Illa eadem Assyriae gentes, et Persidos, et quae
Euphratem, Tigrimque bibunt, post tempore parvo
Corripuit, ditesque Arabas, mollemque Canopum:
Inde Phrygas, inde et miserum trans aequora vecta
Infecit Latium, atque Europa saeviit omni.
Ergo age iam mecum, semper sese aethera circum
Volventem, Superumque domos, ardentiaque astra
Contemplare, animumque agitans per cuncta, require,
Quis status illorum fuerit, quae signa dedere
Sidera, quid nostris coelum portenderit annis.
Hinc etenim tibi forte novae contagis origo
Omnis, et eventus tanti via prima patescet.
Aspice candentes magni qua Cancer Olympi
Excubat ante fores, et brachia pandit aperta.
Hinc dirae facies, hinc se diversa malorum
Ostendent portenta: una hac sub parte videbis
Magna coisse simul radiis ardentibus astra,
Et coniuratas sparsisse per aëra flammas:
Flammas, quas longe tumulo Sirenis ab alto
Prospiciens senior vates[1]), quem dia per omnes
Coelicolumque domos duxit, docuitque futura
Uranie: miseras, inquit, defendite terras
O superi! insolitam video per inania ferri
Illuviem, et magnos coeli tabescere tractus.
Bella etiam Europae miserae, bella impia, et agros
Ausoniae passim currentes sanguine cerno.
Dixit, et illa etiam scriptis ventura notavit.
Mos Superum est, ubi saecla vagus sol certa peregit,
Ab Jove decerni fata, et cuncta ordine pandi,
Quaecunque eventura manent terrasque, polumque.
Quod tempus cum iam nostris venientibus annis
Instaret, rerum summus sator, et Superum rex
Juppiter acciri socios in rebus agendis
Saturnum, Martemque jubet: bipatentia Cancer
Limina portarum reserat, disque atria pandit.
Conveniunt,[2]) quibus est fatorum cura gerenda.

---

[1]) Wahrscheinlich Jovianus Pontanus (1426—1503), der ein astrologisches Werk „Urania, sive de Stellis“ geschrieben hat.

[2]) Es handelt sich hier also um eine Konstellation der Superiores im Zeichen des Krebses, nicht um die Begegnung des Jupiter und Saturn im Zeichen des Skorpions und im Hause des Mars, die am 23. November 1484 beobachtet und von den meisten Astrologen als der sogenannte planetarische Anfang der Seuche hingestellt

Impiger ante alios flammis ferroque coruscans
Bellipotens Mavors, animis cui praelia et arma,
Vindictaeque manent, et ovantes sanguine caedes.
Post placidus curru invectus rex Iupiter aureo
Insequitur (ni fata obstent) pater omnibus aequus.
Postremus, longaque via tardatus et annis
Falcifer accedit senior, qui haud immemor irae
In natum veteris, nato et parere recusans,
Saepe etiam cessit retro, et vestigia torsit,
Multa minans, multumque animo indignatus iniquo.
Juppiter at solio ex alto, quo se solet uno
Tollere, percenset fata, et ventura resolvit,
Multum infelicis miserans incommoda terrae,
Bellaque, fortunasque virum, casuraque rerum
Imperia, et praedas, adapertaque limina morti:
In primis ignota novi contagia morbi;
Morbi, qui humanae nulla mansuescat opis vi.
Assensere Dei reliqui: concussus Olympus
Intremuit, tactusque novis defluxibus aether.
Paulatim aërii tractus, et inania lata
Accepere luem, vacuasque insuetus in auras
Marcor iit, coelumque tulit contagium in omne.
Sive quod ardenti tot concurrentibus astris
Cum sole, e pelago multos terraque vapores
Traxerit ignea vis, qui misti tenuibus auris
Correptique novo vitio, contagia visu
Perrara attulerint: aliud sive aethere ab alto
Demissum late aërias corruperit oras.
Quamquam animi haud fallor, quid agat, quove ordine coelum
Dicere, et in cunctis certas perquirere causas
Difficile esse: adeo interdum per tempora longa
Effectus trahit, interdum (quod fallere possit)
Miscentur fors, et varii per singula casus.
Nunc age non id te lateat, super omnia miram
Naturam, et longe variam contagibus esse.
Solis nam saepe arboribus fit noxius aër,
Et tenerum germen, florumque infecit honorem:

---

wurde, der den ungefähr zehn Jahre später erfolgten tatsächlichen Ausbruch zur Reife brachte. Da das Zeichen des Skorpions die Geschlechtsteile beherrschte, so erklärte es sich, daß diese zunächst von der Krankheit betroffen wurden. Vergl. u. a. Grünpeck, Prognosticon seu iudicium de coniunctione Saturni et Iovis, 1496; ferner Friedberg, Die Lehre von den venerischen Krankheiten in dem Altertum und Mittelalter, Berlin 1865, S. 97 u. 106.

Interdum segetem, et sata laeta, annique labores
Corripuit, scabraque ussit rubigine culmos,
Et vitiata parens produxit semina tellus.
Interdum poenas animalia sola dedere,
Aut multa, aut certa ex ipsis. Memini ipse malignam
Luxuriem vidisse anni, multoque madentem
Autumnum perflatum Austro, quo protinus omne
Caprigenum pecus e cunctis animantibus unum
Corruit. A stabulis laetas ad pabula pastor
Ducebat: tum forte, alta securus in umbra
Dum caneret, tenuique gregem mulceret avena,
Ecce aliquam tussis subito irrequieta tenebat,
Nec longe mora mortis erat: namque acta repente
Circum praecipiti lapsu, revomensque supremam
Ore animam, socias inter moribunda cadebat.[1])
Vere autem (dictu mirum) atque aestate sequenti
Infirmas pecudes, balantumque horrida vulgus
Pestis febre mala miserum paene abstulit omne.
Usque adeo varia affecti sunt semina coeli,
Et variae rerum species, numerusque vicissim
Inter mota subest, interque moventia certus.
Nonne vides, quamvis oculi sint pectore anhelo
Expositi mollesque magis, non attamen ipsos
Carpere tabem oculos, sed sese immergere in imum
Pulmonem? et pomis quanquam sit mollior uva,
Non tamen is vitiatur, at ipsa livet ab uva.
Nempe alibi vires, alibi sua pabula desunt:
Ast alibi mora certa, nec ipsa foramina multum
Non faciunt, hinc densa nimis, nimis inde soluta.

Ergo contagum quoniam natura genusque
Tam varium est, et multa modis sunt semina miris,
Contemplator et hanc cuius coelestis origo est:
Quae, sicut desueta, ita mira erupit in auras.
Illa quidem non muta maris, turbamque natantum,
Non volucres, non bruta altis errantia silvis,
Non armenta boum, pecudesve, armentave equorum
Infecit, sed mente vigens ex omnibus unum

---

[1]) Vergl. hierzu Vergils Georgica, L. III v. 478 ff.:
„Hic quondam morbo coeli miseranda coorta est
Tempestas, totoque autumni incanduit aestu
Et genus omne neci pecudum dedit, omne ferarum
Corripuitque lacus, infecit pabula tabo
Nec via mortis erat simplex."

Humanum genus, et nostros est pasta sub artus.
Porro homine e toto, quod in ipso sanguine crassum
Et sordens lentore foret, foedissima primum
Corripuit, sese pascens uligine pingui.
Tali se morbus ratione et sanguis habebant."

Damit schließt der Dichter seine Erzählung von der Entstehung der Krankheit. Aber auch der Arzt Fracastoro bringt darüber in seinem Werke über die ansteckenden Krankheiten genau dieselbe Auffassung zum Ausdruck, selbstverständlich mit viel größerer Ausführlichkeit, weil er sich hier keinerlei Beschränkungen aufzuerlegen brauchte, wie sie die dichterische Bearbeitung des Stoffes mit sich brachte[1]). Für unseren Zweck wird der folgende Auszug aus dem 12. Kapitel des 2. Buches („De Causis") ausreichen: „Quod igitur ad primam morbi originem attinet, arbitrati sunt alii qui contagionem hanc e novo illo mundo delatam ad nos fuisse, quem Hispanae navigationes advenere, ubi ea labes quam plurimum viget: cuius signum id afferunt, quod tum et morbus hic apud nos primum apparuit, quum et navigatio illa facta fuit, et commercia habita illius gentis, propter quod et primum apud Hispanos visus fuit: quare totam labem hanc consistere putant in contagione unius ad alium. **Sed profecto, tametsi maxima mortalium pars e contagione morbum hunc contraxit, observatum est tamen innumeros alios sine ulla contagione per se infectionem eam perpessos fuisse: impossibile praeterea fuisset tam parvo tempore contagionem, quae per se segnis est, nec concipitur facile, tantum terrarum peragrasse ab una classe ad Hispanos primum delatam, quando constat aut eodem tempore, aut fere eodem et in Hispania et Gallia, et Italia, et Germania et tota fere**

---

[1]) Fracastoro sagt hierüber: „Nos vero in iis lusibus, quos ad Petrum Bembum nunc Cardinalem scripsimus, quo forte tempore a pestilentia rus pulsi multum otii nancti essemus, de his omnibus quaedam certe attigimus, verum quantum Poetica concedere potuit: quae cum non admittat omnia, multa quidem praetermitti a nobis necesse fuit pro toto negotio, quae si nunc prosequamur, operae pretium facturos esse non existimamus."

Scythia visam fuisse: Adde quod praedixisse illam astronomis certis ante annis non parvum indicium est aliud subesse illi principium, quam simpliciter contagionem. Primum igitur illud mirum videri non debet novos atque insolitos morbos certis temporibus apparere, non quidem delatos ab una regione ad aliam, sed suis causis exortos: anno 1482 pleuretidis genus quoddam erupit, quod totam fere Italiam affecit: nostris vero temporibus illae prius non visae in Italia febres apparuere, quas lenticulas vocant, de quibus supra egimus: vidimus et annis superioribus lippitudinem contagiosam quasdam civitates invasisse: vidimus et pestem illam solis bobus communem, de qua supra meminimus: quam ob rem nec mirum esse debet, si et Gallicus morbus non prius cognitus in nostro orbe per multa saecula, nunc primum eruperit: venient et aegritudines aliae novae inusitataeque, quum tempus feret, sicuti et Mentagra apud antiquos, quae postea amplius nunquam visa est: hic idem morbus interibit et extinguetur, mox etiam et nepotibus nostris rursus videndus renascetur, quemadmodum et praeteritis aetatibus visum a maioribus nostris fuisse credendum est, de quo non pauca indicia etiamnum sunt . . . . **Ut ergo ad propositum revertamur, inter novos morbos et eos qui raro in lucem veniunt, collocandus est morbus Gallicus: quare causas illius, ac principia oportet ex iis esse, quae raro et ipsa contingunt: esse autem talia ut communia sint non solum multis mortalium, sed et regionibus multis. Quod certe in nullam aliam causam referri potest, quam in aeris constitutionem.** Qualis autem ea fuerit, et ex quibus principiis exorta, nunc est inquirendum: . . . . Quare et seminaria, a quibus contagio per se omnis dependet, talia quoque suo modo fuisse censendum est, quo circa et aërem, unde origo fuit morbi, dispositionem eius modi contraxisse, cuius seminaria lenta quoque et phlegmati consimili analoga essent, et in eo aliorum rursus seminariorum productiva, talium, qualia et prima fuere. Quoniam autem et erodit, atque exest contagio haec, oportet et seminaria illius acria esse, quamquam in lentore multo obsepta sepultaque. Talia igitur principia habuisse infectionem hanc putandum est, atque in aëre sordidam quandam obrepsisse putrefactionem, quae mox ad crassum et sordidum phlegma in nobis habuisset analogiam: quo autem pacto, et quibus de causis in aëre eiusmodi dispositio facta fuerit, difficile quidem est certo scire. Si quid tamen rationabiliter coniici potest, hoc certo erit, quaecunque enim causa et principium id fuerit, oportet illud ex iis esse, quae raro eveniunt, siquidem et dispositio illa in aëre, quae raro visam contagem hanc peperit, ex iis est, quae raro contingunt: quoniam igitur (ut supra diximus), **quae hic sunt, maxime a superioribus, coelo scilicet et sideribus alterantur, et variis afficiuntur modis, nihil aliud esse posse videtur, quod in tot regiones per tantum spatii potuerit aërem tam male afficere, nisi coeli et siderum constitutiones,** et eae quidem, quae et raro accidunt, et magna, cum accidunt, possint efficere. Supra autem monstratum est, tum magna et portentosa posse huc sidera inducere, cum plura eorum in unum coeunt, ac talem certe coïtum, et conventum siderum vidit tempestas nostra trium superiorum Saturni, Iovis et Martis, qui conventus et raro accidere solet, et quum accidit, magna semper apportare consuevit, tum quod ea sidera potentissima sunt, tum quod unio illa diu perdurat, propter motus tarditatem, praesertim Saturni et Jovis, quam coniunctionem videntes astrologi, novas magnasque aegritudines portendi praedixere. Si quid igitur probabiliter dici potest de principio tantae contagionis, ita certe existimandum est. Ergo facto eo siderum conventu ingentem vaporum tractionem fuisse factam credendum est, qui commisti aëri, diversimodeque agitati, tandem sordidam putrefactionem intulerint, a qua seminaria illa in nos importata fuere, quae ad sordidos et mucosos humores, quale est phlegma, crassum et mucosum, habuerant analogiam. **Unde tandem contagio illa enata est, quae mox tot mortalium, tot regiones male affecit, partim quidem aëre ipso principia et seminaria immittente, partem de uno in alium contagione pertranseunte**: ac de origine morbi et principiis eius ita traditum sit."

Mit kurzen Worten: **Eine Epidemie**[1]**, hervorgerufen durch die Einwirkung des Himmels auf die Erde, oder in der Sprache der Astrologen, der Superiora auf die Inferiora.**

Kehrt nicht diese Vorstellung von der Herrschaft der Superiora über den Mundus inferior auch in der sagenhaften Schilderung von der Bestrafung des Alcithous und Syphilus (Seite 8, 9) wieder? Worin bestand beider Frevel? In der Mißachtung des Apollo und der oberen Götter („Regi . . . cui . . . est Superis ac Sole potentia maior!"), die der Dichter hier an die Stelle der Sonne und der oberen Planeten treten läßt, und denen Alcithous die Gewalt über die untere Welt zu entreißen sich erkühnt: „Coelo habitare Deos, nec eorum hoc esse, quod **infra** est!" (Vergl. S. 9.) Auf diese Schmähung sendet der erzürnte Sonnengott seine sengenden Strahlen herab, die eine Vergiftung der die Erde umgebenden Luft und den Ausbruch der Epidemie auf der Erde herbeiführen.

---

[1]) **Über den auch heute noch nicht aufgeklärten Charakter der damaligen Seuche herrschten bereits gegen Ende des 15. Jahrhunderts verschiedene Ansichten. Die meisten Ärzte sahen die Krankheit ohne jede geschlechtliche Ansteckung entstehen und hielten sie für eine reine Epidemie, z. B. Montesaurus, Vella, Aquilanus, Maynardus, Fracastoro, Brand, Schellig. Man scheute sich deshalb auch nicht, geistliche und weltliche Fürsten und andere hochgestellte Personen mit Namen zu nennen, die von dieser angeblich ganz unverschuldeten Krankheit ergriffen wurden (vergl. Lorinser, Geschichtliche Rückblicke auf den Morbus Gallicus und die Syphilis, in der Wiener medizinischen Wochenschrift von 1867, Spalte 1409).**

Und diese Epidemie sollte „Morbus Gallicus“ heißen? War es nicht geradezu widerwärtig, ihr den Namen einer einzelnen Nation anzuhängen, während sie fast zu derselben Zeit die meisten Länder der damals bekannten Welt heimsuchte? Mußte sie nicht billigerweise gerade umgekehrt als die internationale, als die Krankheit der Welt, des mundus inferior bezeichnet werden? Nun, der dem lateinischen „inferiora“ genau entsprechende arabische Fachausdruck ist sifl oder sufl. Dieses Wort heißt eigentlich „unten“ oder „der untere Teil“ und hat zur Ableitung mehrerer astronomischer Ausdrücke gedient. Gleichbedeutend damit ist das adjektivische siflîj oder suflîj, das besonders in der Wortverbindung al ʿalam as suflîj = die untere Welt, gebraucht und deshalb auch kurzweg mit „irdisch“, „weltlich“ übersetzt wird[1]). Dementsprechend wird auch der Plural suflîjât in der Bedeutung von „irdische“ oder „weltliche Dinge“ häufig angewendet. Der Ausdruck al ʿalam as suflîj, die untere Welt oder die Erde, bildet den Gegensatz zu al ʿalam al ʿalawîj, die obere Welt oder der Himmel, und in gleicher Weise wird auch von den jüdischen Astronomen das entsprechende hebräische ha alem ha schofel gebraucht. (Vergl. den interessanten Aufsatz von Grünbaum, Die beiden Welten bei den arabischen, persischen und jüdischen Autoren, in der Zeitschrift der Deutschen Morgenländischen Gesellschaft, Bd. 42 S. 276.) Weitere von sifl abgeleitete astronomische Ausdrücke sind die Dualform[2]) assiflân, eigentlich = die beiden unteren, d. h. die beiden unteren

[1]) Vergl. u. a.:

R. Dozy, Supplément aux Dictionnaires arabes, Leyde 1881;

A. Wahrmund, Handwörterbuch der arabischen und deutschen Sprache, Gießen 1877;

Zenker, Türkisch-arabisch-persisches Handwörterbuch, Leipzig 1866.

[2]) So Jac. Golius, Lexicon arabico-latinum, Lugd. Batav. 1653. G. W. Freytag, Lexicon arabico-latinum, Halle 1833 und Wahrmund a. a. O.; nicht etwa assuflîjân, wie man vielleicht vermuten sollte. Bei Dozy findet sich assuflîje.

Planeten Venus und Merkur, sowie anasiri suflîje = die unteren Elemente, d. h. Erde und Wasser.

Wir erinnern uns, daß die Grundlehren der Astrologie des Mittelalters auf arabischen Überlieferungen beruhten. Es ist demnach nicht zu verwundern, daß wir in den einschlägigen Schriften auf Schritt und Tritt Fachausdrücken aus der arabischen Sprache begegnen, die für die mittelalterliche Astrologie eine ähnliche Rolle spielte wie heutzutage das Englische für den Sport. So finden wir die arabischen Monatsnamen, die Bezeichnungen der 28 Mondstationen, kurz alle astronomischen Fachausdrücke, für die entsprechende Bezeichnungen in der lateinischen Sprache nicht vorhanden waren. Nur wenige von ihnen, z. B. Zenith, Nadir, Almanach, haben sich bis auf den heutigen Tag in den Kultursprachen erhalten; die meisten anderen sind in Vergessenheit geraten. Letzteres gilt naturgemäß in erster Linie von solchen, die sich nur auf die Ptolemäische Weltordnung anwenden ließen und mit der Einführung der Lehren des Koppernicus und Kepler unzutreffend und damit überflüssig wurden. Noch viel eher mußte aber eine arabische Bezeichnung der Vergessenheit anheimfallen, die von vornherein auf die Originalwerke beschränkt blieb und, soviel sich bei dem geringen zur Verfügung stehenden Material ermitteln ließ, überhaupt nicht ursprachlich in die lateinischen Übersetzungen hinübergenommen, sondern sogleich durch den entsprechenden lateinischen Fachausdruck „inferior“ übersetzt wurde und deshalb außer den damals recht dünn gesäeten Kennern des Arabischen wohl nur wenigen Astrologen geläufig war, nämlich das obengenannte Wort sifl oder sufl, dessen Vokal nach dem scharfen s verschieden ausgesprochen wird. Bekanntlich ist bei den arabischen Wörtern nichts schwankender als die Aussprache der kurzen Vokale, die ursprünglich in der Regel überhaupt nicht bezeichnet wurden und auch heute noch vielfach, namentlich bei den im Orient erscheinenden Büchern, nicht mitgedruckt werden. Besonders die Aussprache von i und u wechselt beständig[1]). So finden wir außer „sifl“ und „sufl“ „safl“ angegeben; nur im Türkisch-Arabischen steht die Aussprache „süfl“ fest. In welcher von diesen Aussprachen Fracastoro das Wort kennen gelernt hat, wird sich schwerlich feststellen lassen; indessen sprechen verschiedene Umstände dafür, daß es die türkisch-arabische, also „süfl“, gewesen ist. Wir wissen, daß das Studium des Arabischen seit der Hohenstauffischen Blütezeit in Italien mangels geeigneter Lehrkräfte lange Zeit hindurch fast vollständig vernachlässigt und erst gegen Ende des 15. Jahrhunderts von neuem aufgenommen wurde. Hier war es zuerst das Vaterland Fracastoros, die Republik Venedig, die für den durch seine Orientreisen bekannten und um die Bearbeitung der Werke Avicennas hochverdienten Andrea Mongajo von Belluno auf der Universität Padua einen Lehrstuhl errichtete. Leider wurde dieser Gelehrte schon nach wenigen Monaten durch den Tod abberufen[2]). Indessen hatte das Beispiel Venedigs anregend gewirkt, Fürsten, Geistliche und Privatleute begannen im Sammeln arabischer Handschriften zu wetteifern, und nachdem im Jahre 1514 Leo X. die von seinem Vorgänger Julius II.

---

[1]) Vergl.:

A. Wahrmund, Prakt. Handbuch der neuarabischen Sprachen, Gießen 1886, S. 19: „Im Arabischen fällt den Konsonanten die entscheidende Rolle zu; ihre scharfe und richtige Artikulierung gibt zugleich den begleitenden Vokalen, namentlich den unmittelbar folgenden, eine entsprechende Nüanzierung, wonach dieselben vielfach getrübt erscheinen“;

A. Seidel, Prakt. Lehrbuch der arabischen Umgangssprache syrischen Dialekts, Wien, Pest und Leipzig 1894, S. 5, wo ausdrücklich bemerkt wird, daß das Landbergsche Lehrbuch fast immer u zeigt, wo im Hartmannschen i steht;

Cte de Landberg, La langue arabe et ses dialectes, Leyde 1905, S. 26;

A. Socin, Arabische Grammatik, 4. Auflage, Leipzig 1899, S. 8.

[2]) Vergl. Joannis Pierii Valeriani Bellunensis nec non Cornelii Tollii, De literatorum infelicitate libelli, Helmestadt 1664, S. 65; ferner Angelo de Gubernatis, Matériaux pour servir à l'histoire des études orientales en Italie, Paris 1876, S. 179.

zu Fano gegründete erste arabische Druckerei eingeweiht hatte, begann man, sich mit dieser Sprache eingehender zu beschäftigen. Bis zu diesem Zeitpunkte aber waren die wenigen, denen das Studium des Arabischen am Herzen lag, im allgemeinen auf die Kenntnisse von einzelnen Reisenden, Missionaren und Konsulatsbeamten angewiesen. Unter letzteren waren es besonders die bei den Konsulaten im Orient angestellten italienischen Ärzte, die nach ihrer Rückkehr den Kollegen in der Heimat ihre orientalischen Sprachkenntnisse übermittelten [1]). Berücksichtigt man nun, daß die Republik Venedig gerade in der Türkei die wichtigsten Handelsinteressen hatte, so ist die Vermutung gerechtfertigt, daß auch Fracastoro oder sein durch die Vorlesungen über Averrhoës bekannter Lehrer Pomponazzi den Mitteilungen in der Türkei beschäftigt gewesener Landsleute die türkisch-arabische Aussprache „süfl" verdankte, und daß deshalb der Dichter die Krankheit gerade Syphilis, nicht Suphilis oder Saphilis nannte.

Indessen dürfen wir uns nicht mit dieser Vermutung begnügen, die uns ohnehin keinen Anhaltspunkt dafür bietet, weshalb der Dichter dem neu zu bildenden Worte außer dem Ypsilon noch einen zweiten i-Laut einfügte. Erst die folgenden Erwägungen werden darüber besseren Aufschluß geben. Fracastoro scheint eine eingehende Kenntnis des Arabischen nicht besessen zu haben, wenigstens geht dies aus seinen Schriften nirgends hervor; sicher wird ihm aber aus den Vorträgen seines Lehrers sowie aus dem freundschaftlichen Verkehr mit mehreren des Hebräischen und Arabischen kundigen Zeitgenossen [2]) bekannt gewesen sein, daß in den arabischen Wörtern das Konsonantengerüst das allein maßgebende ist. Es handelte sich also für den Dichter lediglich darum, dem arabischen Stamm s f l die nötige Klangfülle zu ver-

[1]) Vergl. Burckhardt a. a. O., Bd. I S. 244 ff.

[2]) Vor allem seines intimen Freundes Marco Antonio Flaminio, der außer lateinischen und griechischen auch hebräische Gedichte verfaßte, vergl. Barbarani S. 250.

leihen. Prüfen wir nun, was ihn veranlaßt haben mag, das an sich einsilbige arabische Stammwort durch Häufung zweier i-Laute in zwei Silben zu zerlegen und als Namen für den ersten Träger der Krankheit nicht „Syphlus" oder „Suphlus", sondern gerade das Wort Syphilus zu wählen, so kommen wir zu folgendem interessanten Ergebnis: In der sagenhaften Schilderung von der Entstehung der Seuche auf der Insel Atlantis[1]) (S. 8, 9) schließt sich der Dichter durchweg den griechischen Vorbildern an[2]). So nennt er den König jenes Landes „Alcithous", ein Name, der in der griechischen Literatur nicht vorkommt[3]), aber offenbar dem homerischen Phäakenkönig „Alcinous" (*Ἀλκίνοος*) nachgebildet ist. Die andere Hauptperson, die Fracastoro vorführt, ist der die Herden des Alcithous weidende Hirte Syphilus. Es liegt deshalb die Annahme sehr nahe, daß dem Dichter auch bei der Bildung dieses Wortes ein griechischer Hirtenname vorgeschwebt hat, nämlich das Wort *Τίτυρος*[4]), ein Onomatopoeticon, das in seinen Vokalen an die Klänge der siebenröhrigen Syrinx, des unzertrennlichen Gefährten des Hirten erinnert und bei den bukolischen Dichtern der Griechen, z. B. bei Theokrit, als Hirtenname häufig vorkommt. Auch in den lateinischen Hirtengedichten wird Tityrus sowohl als Eigennamen als auch in übertragenem Sinne = Hirt gebraucht. Fracastoros Lieblingsdichter Vergil tritt in der 1. Ecloga selbst unter dem Namen Tityrus auf[5]) und verwendet in der 8 Ecloge dieses Wort in der Bedeutung von Hirtensänger[6]). Selbst-

[1]) Der Name Atlantis wird u. a. auch von Plato angeführt.

[2]) Vergl. die Bemerkung S. 36

[3]) Nur die entsprechende weibliche Form Alcithoe findet sich bei Aelian, Variae Historiae, als Name der Tochter des Minyas.

[4]) *Τίτυρος* bedeutet nach Einigen ursprünglich soviel wie Leithammel, nach Anderen ist es gleich dem dorischen *Σάτυρος*

[5]) Bucolica, Ecloga I, v. 1:

„Tityre, tu patulae recubans sub tegmine fagi
Silvestrem tenui Musam meditaris avena."

[6]) Ecloga VIII, v 55: „Sit Tityrus Orpheus"; vergl. auch Calpurnius, Ecloga III, v 19.

verständlich war auch unserem Dichter das Wort Tityrus in letzterem Sinne sehr wohl bekannt. Den besten Beweis dafür liefert er selbst in folgendem italienischen Gedicht[1]):

„Se tra i pastori che fanno Tevere et Arno
Si risonar dolce, Pan, la siringa tua,
Insegnando noi cantar tra querce tra olmi,
Si come già tece Menalo in Arcadia,
Unque s'udio Neòro, egli, dove l'Adige corre,
Sacra al toscano Titiro quest' edera.
Tu mentre egli imita Titiro e te cole et adora,
Serva Neòro, tuo, serva la greggia sua."

So erklärt sich auf einfachem, ungezwungenem Wege die Häufung der i-Laute in dem Worte Syphilus und, da der Dichter das Volk den Namen der Krankheit von deren erstem Träger ableiten läßt, auch die Schreibweise des Wortes Syphilis.

Fassen wir kurz folgende Gesichtspunkte zusammen:

Das Wort „Syphilis" ist von Fracastoro erfunden.

Die zahlreichen bisherigen Deutungen sind davon ausgegangen, daß „Syphilis" aus dem Griechischen abzuleiten sei; sie sind sämtlich unzutreffend und mit der Auffassung des Dichters über die Entstehung der Krankheit nicht vereinbar.

Bereits ein Zeit- und Altersgenosse des Dichters, der berühmte Philologe Lilio Gregorio Giraldi aus Ferrara, hat darauf hingewiesen, daß Fracastoro das Wort „Syphilis" nach einem fremdsprachlichen Ausdruck (barbara voce) gebildet habe.

Fracastoro war nicht nur Arzt, sondern auch einer der ersten Astronomen seiner Zeit.

Sowohl für die ärztliche als auch für die astronomische Wissenschaft der Renaissance konnte

[1]) Abgedruckt bei Carducci, La poesia barbara nei secoli XV e XVI, Bologna 1881, S. 283.

als barbarische Sprache nur das Arabische in Frage kommen.

Der Dichter ist der Ansicht, daß der bis dahin allgemein gebräuchliche Ausdruck „Morbus Gallicus" unzutreffend war. In Poesie und Prosa bietet er einen umfangreichen Apparat auf, um nachzuweisen, daß die Seuche nicht bei einer einzelnen Nation entstanden, sondern auf Einflüsse des Himmels (astronomisch „der oberen Welt", mundus superior) zurückzuführen sei und deshalb den größten Teil unserer Erde (astronomisch „der unteren Welt", mundus inferior) zu gleicher Zeit heimgesucht habe. Er faßt die Schilderung von der Entstehung der Krankheit kurz dahin zusammen: „Ergo hanc per miseras terras Saturnus agebat Pestem atrox".

Die gehässige Bezeichnung „Morbus Gallicus" war also durch ein Wort zu ersetzen, das auf den astralen Ursprung der Seuche hinweist und ihren internationalen Charakter zum Ausdruck bringt.

Dem lateinischen astronomischen Fachausdruck inferiora entspricht genau das arabische sifl oder sufl, adjektivisch siflîj oder suflîj.

Es erschien deshalb für den Dichter naheliegend, dem Namen der Seuche das in arabischen Wörtern allein ausschlaggebende Konsonantengerüst sfl zugrunde zu legen und daraus die Daktylen „Syphilus" und „Syphilis" zu bilden.

Das Wort „Syphilis" ist demnach, bis auf seinen astrologischen Beigeschmack, gleichbedeutend mit den mehrfach vorkommenden Bezeichnungen morbus mundanus, *κοσμικός* oder catholicus (letzteres in seiner ursprünglichen Bedeutung = allgemein), und heißt **„die Weltkrankheit".**

Anhang.

Aus der Übersetzung von H. Oppenheimer.

3. Gesang v. 288—334 (vergl. S. 8, 9):

Es berichtet die Sage, daß hier am Ufer des Flusses
Syphilus einst des Königs Alcithous Herden gehütet:
Tausend Rinder zugleich mit tausend schneeweißen Schafen
Grasten auf saftigem Weideland. Von der Höhe des Äthers
Sengte der Hundsstern die durstigen Felder; die Haine verdorren,
Und vergebens im Wald der schmachtende Schäfer sucht Schatten.
Kein erquickender Hauch belebet die Schwüle der Lüfte.
Mitleid empfindet der Hirt mit der Qual der lechzenden Tiere;
Selbst von der Hitze gemartert, erhebt er die Augen zur Sonne,
Ruft, zur Verzweiflung getrieben, die folgenden lästernden Worte:

„Was verehren wir Toren als Gott dich und Quell alles Lebens,
Sengende Sonne! Warum errichten wir hohe Altäre,
Um dir Rinder zu opfern und feiste Schweine und Schafe,
Die du nur Qualen uns schickst und marterst die Herde des Königs!
Nein! Ihr vergeht wohl vor Neid, ihr Himmlischen, wenn ihr des Königs
Herden schaut, seine tausend Rinder und schneeweißen Schafe.
Habt ihr dort oben doch kaum Einen Stier, einen einzigen Widder
Und einen dürstenden Hund, die zahlreiche Herde zu hüten.
Warum nicht lieber als Gott unseren eignen König verehren,
Der viele Länder und Völker und weite Meere beherrschet!
Mächtiger ist er fürwahr als Apoll und die übrigen Götter;
Er wird säuselnden Hauch und erquickende Winde uns schicken,
Und im Schatten des Walds mit dem Vieh werden Ruhe wir finden."

Sprach's und errichtet sofort auf dem Berge dem König Altäre
Und verehrt ihn als Gott. Es verbreitet der neueste Kultus
Unter den Bauern sich rasch und den Hirten. Dem König zu Ehren
Brennen sie Weihrauch und sprengen das Blut geopferter Stiere,
Deren gebratne Organe sie dann auf dem Rasen verzehren.

Als der König erfuhr, auf hohem Thronsessel sitzend
Zwischen geknechteter Völker Schar und den eigenen Mannen,
Daß ihn das Volk zum Objekt eines göttlichen Kultus erwählt hat,
Da befahl er, fortan ihn als höchstes Wesen zu ehren:
Keinem anderen Gott soll in seinen Landen man dienen;
In dem Himmel thronten die Götter; die Erd' sei nicht ihnen.

In den Höhen des Äthers der Sonnengott schaute den Frevel,
Er, dessen leuchtendem Auge kein ird'sches Ereignis verborgen.
Da entbrannte sein Zorn. Es verpestet der Glanz seiner Strahlen
Länder und Meere und Luft. Eine neue Seuche verbreitet
Rasch sich auf unserer Insel. Ihr erstes gepeinigtes Opfer
Syphilus wird, der Hirt, der's gewagt, dem König zu Ehren
Hohe Altäre zu bauen und blutige Opfer zu schlachten.
Eitergefüllte Pusteln und Borken bedecken die Haut ihm;
Heftige Schmerzen in schlafloser Nacht in den Gliedern ihm bohren.
Syphilis haben benannt nach ihm die Bauern die Seuche.
Schon durchzieht sie im Sturme der Insel Dörfer und Städte;
Selbst Alcithous fällt ihrem grimmigen Wüten zum Opfer.

1. Gesang V. 1—14 (vergl. Seite 32 ff.):

Wie die Verkettung unsel'ger Geschicke den Samen gesäet
Einer seltsamen Seuche, die unsere Ahnen verschont hat,
Aber in unserer Zeit in ganz Europa gewütet,
Auch in Teilen von Asien, an Lybiens fernen Gestaden,
Die das grausame Schwert der Franzosen nach Latium verschleppt hat: —
Wie der menschliche Fleiß, das Genie im Drang der Verzweiflung
Mittel und Wege gefunden, die Schrecken der Krankheit zu lindern: —
Wie die barmherzigen Götter vom Himmel Hülfe gesendet: —
Wie der verborgene Quell des Übels im Klima zu suchen,
In der umfließenden Luft, im sternenumgürteten Himmel:
Sei der Stoff meines Lieds. Denn vom Reiz der Neuheit getrieben,
Folge ich willig dem Locken der Frieden hauchenden Gärten,
Welche mit duftender Blüten Musik zum Singen mich laden,
Folge ich willig dem Drange der wunderliebenden Musen.

V. 22, 23:

Und in der engen Umrahmung des Stoffs, den ich heut mir erkoren,
Spiegelt sich doch der Natur und des Schicksals mystisches Walten.

V. 24—31:

Muse des Himmels! Du kennst den Ursprung alles Geschehens.
Denn du schauest die Richtung der Winde, die Strömung der Lüfte,
Schauest des Himmels Bewegung, der Sterne wechselnde Bilder,
Wenn du die feurigen Bahnen des leuchtenden Äthers durchschreitest
Und deine Ohren sich laben am Wohlklang der kreisenden Sphären.
Stehe mir, Göttliche, bei und spiele mit mir in dem Schatten
Säuselnder Myrtenhaine, an deren Rändern der Garda —
See in gewölbten Grotten und Buchten geheimnisvoll rauschet.

V. 32—76:

Sage mir, Muse, den Grund, warum diese seltsame Seuche
Nach Jahrhunderten erst in unserer Mitte erschienen!
Kam sie zu Schiffe zu uns auf der Bahn des atlantischen Meeres,
Damals als die erlesene Schar vom Gestade des Ebro
Segelte kühnen Muts, des westlichen Oceans Fläche
Zu durchschneiden und jenseits des Meers neue Länder zu suchen?
Denn in den Städten der neuen Welt sei die Krankheit zu hause;
Von der verpesteten Luft und dem schlechten Klima genähret,
Wüte sie stets dort unter dem Volk und verschone nur wen'ge.

War's auf dem Weg des Verkehrs, daß die Seuche zu uns gekommen,
Daß ihre Keime von kleinem Beginnen unmerklich, doch stetig
Nahrung gesammelt und bald die ganze Welt überflutet?
Ähnlich dem Funken, welcher der Fackel des Hirten entfallen. —
Dieser kehrt heim vom Feld und ahnt nicht die droh'nden Gefahren.
Anfangs ist der Funke auch klein und verbirgt seine Schrecken;
Aber allmählich gewinnt er an Kraft; bald wächst er zur Flamme,
Welche Saaten und Felder zerstört und im Sieg unaufhaltsam
Wälder erfaßt, bis sie züngelnd am Ende zum Himmel emporschnellt.
Weithin vernimmt man das Knistern von Jupiters brennenden Bäumen,
Weithin strahlet im Flammenschein der gerötete Himmel,
Weithin erleuchtet der brennende Wald die Gefilde im Umkreis.

Wollen wir, wie sich's geziemt, der Beobachtung Glauben schenken,
Müssen wir diese Meinung als Ammenmärchen verwerfen.
Nimmer ist diese Seuche als Fremdling zu uns gekommen,
Eingewandert über das Meer. Wir kennen ja viele,
Welche, ohne mit anderen je in Berührung zu kommen,
Doch für sich selber aus erster Hand die Krankheit erwarben.
Nimmer konnte das Gift von Platz zu Platz sich verbreiten
Schnell genug, um mit Einem Schlag allerorts zu erscheinen.

Sahst du denn nicht zu derselben Zeit ganz Latium erkranken
Und Calabriens fruchtbar Gefild, Ausoniens Wälder,
Und die Ebnen Otrantes? Es fielen des Tibers Gestade
Mit den Ufern des Po, der friedlichen Laufes dahinzieht
Und, von hundert Flüssen gespeist, hundert Städte bewässert,
In demselben Moment demselben Geschicke zum Opfer,
Seufzten zur selben Zeit, verheert von der nämlichen Seuche.
Ja, selbst in fremden Ländern erhob das Gespenst seine Häupter
In der nämlichen Stunde: Kaum schaut' es das mutige Spanien,
Das mit kühnerem Kiel des Weltmeers Kämme durchkreuzte,
Da erbebten auch schon die Völker, durch See und Gebirge
Von ihm geschieden; es zittert der Rhein, es zittern die Alpen;
Grausen erfaßt die Bewohner der eisigen Scholle des Nordens;
Auch der Punier fühlt seine Hand; die Bewohner Ägyptens,
Das der befruchtende Nil mit seinem Schlamm überflutet,
Fallen zum Opfer der Pest, mit den Palmenhainen Idunens.

V. 77—79:

Wenn sie die Enden der Welt mit Einem Schlage erschüttert,
Muß da nicht tiefer ihr Quell, verborgner ihr Ursprung nicht liegen?
Sind da nicht Gründe im Spiel von elementarer Bedeutung?

V. 80—312:

Alle Gebilde, die die Natur auf der Erde erzeuget,
In den Höhen des Äthers, wie in den Tiefen des Weltmeers,
Haben ihr Schöpfungsprincip und gehorchen besondern Gesetzen.
Formen, deren Substanz nur wenige Stoffe vereinigt,
Sprossen zu allen Zeiten an allen Orten in Fülle.
Andre, deren Erzeugung an tausend Faktoren gebunden,
Wie sie der Ort und die Zeit nur in günstigen Fällen erfüllen,
Kommen nur selten und erst nach schwerer Geburt zur Erscheinung.
Und in einzelnen Fällen muß in dem Flusse der Zeiten
Erst der Jahrhunderte Zahn den Widerstand überwinden,
Ehe sie aus dem Kerker der Nacht ans Tageslicht brechen.
Also entspringt auch der Krankheit Heer verschiedenen Quellen.
Weitaus die Mehrzahl der Keime entwickelt sich leicht und erzeuget
Leiden, wie wir sie alltäglich in unsrer Umgebung erkennen.

Andere tauchen nur selten, nach langem, mühsamen Ringen
Mit Faktoren, die ihrem Entstehen entgegen sich stellen,
Aus den Tiefen des Nichts empor ins faktische Leben.
So der Aussatz, der niemals gesehen Ausoniens Küste;
So die ägyptische Flechte, die nur an den Ufern des Niles
Und in den Ländern, die diesen begrenzen, erheischt ihre Opfer.

Zu dieser letzteren Gruppe gehört auch die schreckliche Seuche,
Die erst in neuester Zeit aus dem finsteren Nebel hervorbrach
Und, ihre Fesseln zersprengend, die reine Luft hat verpestet.
Doch ist es nicht wahrscheinlich, daß seit der Schöpfung der Erde
Jetzt sie zum ersten Mal ihre Greuel sollte entfalten.
Nein! Vermutlich hat sie schon früher und öfter gewütet,
Wenn sie auch unserm Geschlecht dem Namen nach nicht mehr bekannt ist.
Denn das rollende Rad der Zeit reißt Dinge und Namen
Mit sich und raubet dem Enkel die Lebensgeschichte der Ahnen.

Jenseits des brausenden Meeres und unter dem westlichen Himmel
Bei den unselgen Bewohnern der neuentdeckten Gefilde
Ist sie stetig zu Gast und allenthalben zu finden.
So verändern sich Wesen und Ursprung der Dinge beständig
Unter dem Einfluß des Himmels im Wechsel der rollenden Jahre.
Keime, mit denen die Luft und der Boden dort ständig geschwängert,
Brachte bei uns erst die Zeit nach langer Arbeit zur Reife.
Willst du indes die Quelle der Krankheit noch weiter ergründen,
Zähle die Städte, die Länder, die ihr zum Opfer gefallen:
Bald wird dein strebendes Auge den forschenden Geist überzeugen,
Daß der unselige Same der weithin wütenden Seuche
Weder im Schoße der Erde noch in den Wellen des Meeres
Ausgestreut; **zur Notwendigkeit wird's, daß die Quelle des Übels**
In der umgebenden Luft, die alle Länder umfließet,
Überall dringt mit Gewalt in die Tiefe des menschlichen Körpers,
Die der gewöhnliche Träger der krankheitsbringenden Keime;
Denn die Luft ist die Mutter des Seins, der Born jeden Ursprungs.
Darum verursacht sie oft den Sterblichen grausame Leiden:
Leicht verdirbt sie von selbst vermöge des lockern Gefüges,
Leicht zieht sie fremde Substanzen an sich, die sie leicht wieder abgibt.

Doch laß uns nunmehr erforschen, wie sie den Keim dieser Krankheit
Aufnahm, und wie allmächtig der flücht'gen Jahrhunderte Wechsel.

**Ursprung, Quell und Princip jedweder Bewegung auf Erden
Ist das feurige Sonnenrad und die anderen Gestirne:
Boden und Meere und Lüfte gehorchen dem Einfluß der Sterne.**
Wie sie selber am himmlischen Plan ihre Bahnen beschreiben,
Goben sie auch allem irdischen Sein notwend'ge Gosetze.
Wenn die reisigen Rosse der Sonnengott hat im Winter
Südwärts gelenkt und den Wagen der irdischen Scheibe genähert,
Schauert im frost'gen Gewand die schneebekleidete Erde,
In ihrem Bette erstarren der Flüsse eisige Massen.
Blickt er auf uns dann herab von dem hohen Sternbild des Krebses,
Da verbrennt er mit glühendem Strahl die Felder, die Haine;
Durstig schmachten die Wiesen, die staubumwirbelten Heiden.
Auch die Fackel der Nacht, der silberne Mond, dem die Wässer
Untertan sind, dessen Lauf des Meeres Bewegungen folgen,
Auch der grimme Saturn, des Jupiter günstiges Sternbild,
Auch die himmlische Venus, des Kriegsgotts feuriges Zeichen
Und die andern Gestirne versetzen die ird'sche Materie
Allenthalben in Fluß, in ewig wechselnde Wallung:
Dann zumal wenn sie sich an Einem Punkte versammeln
Oder die alten Bahnen verlassen und neue sich suchen:
Wie es geschieht, nachdem im ewigen Umlauf der Himmel
Zahlreiche Kreise im rastlosen Fluge der Zeit hat beschrieben,
Wenn im Dienste der Götter die Sterne das Schicksal erfüllen.

Wenn verstrichen die Frist, die die unerbittlichen Parzen
Festgesetzt, und der folgenschwere Moment ist gekommen,
Da erzittern die Schichten der Luft, die wogende Salzflut,
Es erzittert die Erde aus Furcht vor den drohenden Schrecken.
Dicke, düstere Wolken verdunkeln, sich türmend, den Himmel;
Aus der gewittergeschwängerten Luft stürzt in Fluten der Regen;
Von der Gebirge Gipfel ergießen sich reißende Ströme;
Wälder und Felsen und Herden schleppt fort die geschwollene Welle;
Über Haine und Häuser erheben der Po und der Ganges
Ihre tobenden Wässer, zwei neuen Meeren vergleichbar.
Aber es sengt den anderen Pol die glühende Sonne;
Schmachtend in Grotten die Nymphe beweint die vertrockneten Quellen;
Nichts widersteht der wilden Gewalt der entfesselten Winde,
Oder sie stürzen, verhalten im Schoße der Erde, die Städte.

Möglich daß, wenn die Natur es gebeut und die Fügung der Götter,
Wo jetzt die goldene Saat dem fröhlichen Schnittervolk winket,
Wüsten dereinst oder Meer' den verwaisten Boden bedecken.
Möglich, daß einst selbst die Sonn' die gewohnte Bahn wird verlassen
Und die Ordnung des Jahrs einem neuen Gesetz wird gehorchen;
Hitze und Kälte, wie niemals zuvor sie gefühlt ward, wird herrschen;
Neuer Geschöpfe Arten gebärt dann in Fülle die Erde;
Ohne Vater und Mutter gezeugt, werden Tiere entstehen,
Die ihren Ursprung direkt aus dem Urborn des Seins werden schöpfen.
Möglich, daß zu noch kühn'rem Beginnen die Erde bestimmt ist,
Daß ein neues Titanengeschlecht dereinst wird erstehen,
Das, aus dem Himmelspalast die heiligen Götter zu jagen,
Auf den belaubten Olymp den Ossa von neuem wird türmen.
Siehst du die Wirkung der Zeit in solchem gewaltigen Wirken,
Wird's dich nicht mehr befremden, daß in der Jahrhunderte Flusse
In der umgebenden Luft manch neue Keime sich zeigen,
Die, von den Sternen gereift, den Sterblichen Krankheiten bringen.

Zwei Jahrhunderte sind's, daß mit dem leuchtenden Kriegsgott
Seine düsteren Flammen Saturnus am Himmel gepaart hat.
Da entbrannte im fernen Ost an den Ufern des Ganges
Fieberglut, die der keuchenden Brust – welch Bildnis des Jammers! –
Blutigen Auswurf entlockte; eh' viermal die Sonn' sich erneuert,
Fielen die Kranken in Scharen dem grausamsten Tode zum Opfer.
Nach Assyrien drang, nach Persien im Sturme die Seuche,
Eilte im Fluge sodann nach den Ufern von Euphrat und Tigris,
Nach dem reichen Arabien, dem luxusverwöhnten Ägypten,
Eilte nach Phrygien drauf und kam über's Meer nach Italien,
Bis zuletzt ganz Europa vor ihrem Wüten erbebte.

Nun erhebe den Blick nach des Äthers leuchtenden Sphären,
Nach den Palästen der Götter, den blinkenden Himmelskörpern.
Suche, forschenden Sinns der Gestirne Stand zu erkennen
Und der Zeichen Bedeutung im Bilde des Himmels zu lesen!
Hier offenbart sich am klarsten der Ursprung der neuesten Seuche
Und die verborgene Quelle des unheilvollen Geschickes.
Richte das Auge dahin, wo der Krebs mit geöffneten Armen
Vor das leuchtende Tor des Olymp zur Wache gestellt ist:
Traurige Bilder entdeckst du sogleich, unzähliger Übel
Sichere Boten; vereint siehst du dort gewalt'ge Gestirne,

Die sich verbunden, die Luft mit Flammen des Unglücks
zu füllen,
Flammen, welche von Bergeshöhen der greise Sirenis,
Den Urania selbst durch der Götter Sitze geleitet
Und die Zukunft lesen gelehrt, mit Seherblick schaute.
Seinem gequälten Herzen entrangen sich flehende Klagen:
„Huldvolle Götter! verschont der Sterblichen arme Geschlechter
In dem Revier der Gestirne seh' neuer Krankheiten Keim' ich,
Die in üppiger Brut durch die Lüfte herniederschießen.
Über Europa sehe ich schweben die Schwerter des Krieges
Und von Blut überschwemmt Ausoniens üpp'ge Gefilde" —
Sprach's und schrieb sein Gebet ins Buch der künft'gen Geschicke.

Geht ein Jahrhundert zur Neige, so pfleget der Vater der Götter
Neuer Geschicke Weisung zu geben und alles zu ordnen,
Was auf der Erd', was im Himmel nach seinem Geheiß zu gescheh'n
hat.
Als nun der kritische Tag in unserer Aera gekommen,
Da entbot der Unsterblichen König, der Meister des
Schicksals,
Seine Gefährten im Rate zu sich, Saturn und den Kriegsgott.
Willig öffnet der Krebs die Tore der himmlischen Hallen;
In dem Beratungssaale erscheinen die Ordner der Dinge.
Allen voran kommt Mars, mit Schwertern und Flammen gegürtet;
Schlachten schnaubet und Rache, im Blute schwelgend, der Kriegs-
gott.
Auf seinem goldenen Wagen erscheint dann der liebende Vater,
Jupiter, der stets nur Frieden will, wenn's das Fatum gestattet.
Endlich kommt Saturn, vom langen Wege ermüdet
Und von der Last der Jahre gebeugt; noch immer im Herzen
Nährt er den alten Groll und verweigert dem Sohne Gehorsam;
Rückwärts lenkt er wohl auch die Schritte zur trotzigen Umkehr;
Galle speit er und Wut und der Flüche und Drohungen viele.
Auf erhabenem Thron sitzt Jupiter fern von den andern,
Prüft der Geschicke Los und bespricht das kommende Fatum;
Mitleid im Herzen, beklagt er der armen Sterblichen Leiden,
Blutige Kriege mit Beute und Raub und mächtiger Reiche
Fall und Hunger und Not und die offenen Pforten des Todes.
Doch was am meisten sein Mitleid erweckt ist die drohende Seuche,
Deren Verheerungen menschliche Kunst kann nimmer verhindern.
Beifall zollen die anderen Götter. Von Grund aus erschüttert,
Bebt der Olymp, und es füllen die neuen Keime den Äther.
Rasch verteilt sich das Gift in den weiten Schichten der
Lüfte,
Die die Keime der Seuche nach allen Seiten zerstreuen:

Sei es, daß durch den Concurs so vieler Gestirn' mit der Sonne
Feuchte Dämpfe aus Erde und See die Hitze gelockt hat,
Die, durchdringend die lockere Luft, deren Mischung verdarben,
Sei es, daß sonstwie ein Gift aus den Höhen des Äthers gefallen.

Freilich muß ich gesteh'n, daß es schwer ist, die Kette der Folgen
Astrolog'scher Faktoren in jedem Glied zu ergründen:
Einmal wegen der Länge der Zeit zwischen Ursach' und Wirkung,
Dann auch weil oft der Zufall durchbricht die Ordnung der Dinge.

Wunderbar ist die Natur in jeglicher ihrer Gestalten;
Abwechslungsreich ist sie selbst in den krankheitbringenden Keimen.
Bald enthalten die Lüfte ein Gift, das nur Bäumen gefährlich:
Es vernichtet die zarten Knospen, verwelket die Blüten.
Bald zerstört es die keimende Saat und die Mühe des Jahres;
An dem Getreide naget der Brand; der vergiftete Boden
Lohnet des Landmannes Schweiß nur mit verdorbenem Samen.
Manchmal leiden die Tiere allein, ohne Unterschied alle,
Oder das tückische Gift erwählt sich nur einzelne Arten.
Hab' ich doch selber ein Jahr erlebt, wo nach fruchtbarer Ernte,
Die ein Unheil schon ahnen ließ, im Bund mit dem Südwind
Regengeschwängert der Herbst den Ziegen allein brachte Krankheit.
Hoffnungsvoll führte der Hirt die Herde zur saftigen Weide,
Spielt auf der Flöte muntere Weisen, im Schatten gelagert;
Sieh'! da plötzlich ergreift eine Ziege ein stickender Husten;
Krampfhafte Sprünge vollführt noch das Tier, nach Atemluft ringend,
Eh' es entseelt fällt zu Boden in Mitten der hüpfenden Herde
Aber im folgenden Frühling und Sommer — welch seltsames Wunder! —
Unter dem Kleinvieh wütet ein epidemisches Fieber,
Welches die Hammel und Schafe hat bis auf wen'ge vernichtet.
Wunderbar ist's, wie die Keime der Luft ihre Opfer erwählen,
Wie im Reich der Natur ein Wechselverhältnis sich dartut
Zwischen bewegender Kraft und der bewegten Materie.
Übertrifft nicht das Auge die Lunge an Zartheit des Baues?
Liegt es nicht wen'ger geschützt? Und dennoch verschont es die Schwindsucht,
Die in die Tiefe der Lungen sich wirft. Die rankende Rebe,
Die an dem derberen Apfelbaum in die Höhe sich schlinget,

Trotzet den Keimen der Luft, die die gröbere Frucht oft zerstören.
In ihr selbst liegt der Grund, wenn die reifende Traube erblasset:
Sei's, daß der Boden zu arm an Kräften und nährenden Stoffen,
Sei's, daß zu langsam der Saft circuliert durch die engen Kanäle:
Umgekehrt liegt oft die Schuld an der Zahl und Weite der Poren.

So verschieden erscheinen die Arten grassierender Seuchen:
Laß uns im einzelnen drum die neueste näher erforschen!
Himmlisch ist ja der Quell ihrer luftgeborenen Keime,
Und sie lädt ob der Neuheit uns ein zur näheren Prüfung.
Nicht die stummen Bewohner des Meers, nicht die flüchtigen Vögel,
Nicht das Wild, das die Wälder bewohnt, nicht die blökenden Schafe,
Weder Rinder, noch Pferde verfallen der schrecklichen Krankheit.
Eigenwillig erwählt sie von allen Geschöpfen den Menschen,
Mästet an unserem Blute sich nur, in unseren Gliedern.
Was an träger Materie, was an verdorbenen Stoffen
In unsern Adern sich findet, erfaßt die seltsame Seuche,
Findet im fettigen Schlamme des Körpers die mästende Nahrung:
So verhält sich zum Blut die Unrat liebende Krankheit.

FSC
www.fsc.org
MIX
Papier | Fördert gute Waldnutzung
FSC® C083411

Zeitfracht Medien GmbH
Ferdinand-Jühlke-Straße 7
99095 Erfurt, Deutschland
produktsicherheit@kolibri360.de